別讓焦慮症
毀了你

前衛福部桃園療養院　精神科
林子堯　醫師——著

晨星出版

【自序】

人類文明發展迅速，物質生活一日千里，但卻容易忽略精神健康的品質。近年來許多人受焦慮疾患所苦，但由於不了解此病症，導致常難以啓齒或羞於就醫，甚至嚴重影響到正常的生活品質，因此了解焦慮疾患，是當今社會的重要健康課題。

本書主要爲大家介紹心智疾患中的焦慮疾患（anxiety disorder），包含了強迫症、恐慌症、創傷後壓力症候群、廣泛性焦慮症與畏懼症等。焦慮疾患是心智疾患中常見的疾病，古人所說的「杞人憂天」和「人生不滿百、常懷千年憂」，都是焦慮的一種表現。但其實焦慮是人類與生俱來的情緒之一，對部分事物焦慮是正常的現象，但如果對於小事情總是放不下心，儘管再三確認仍無法釋懷，導致自己心理感受到極大痛苦，甚至影響到人際關係或生活，那要小心可能已經罹患焦慮疾患。

部分人士認爲焦慮疾患比起思覺失調症或躁鬱症等疾病還來得「輕」，我認爲此言有待商榷，因爲焦慮疾患患者發病時，通常處於意識清醒的狀態，因此患者往往會清楚地記得這些痛苦與不適。因此有病人說過：「得到焦慮症不會死，但會讓你生不如死！」所以對於焦慮疾患絕對不能輕忽。

我有幸能於桃園療養院、台大醫院、中國醫藥大學附設醫院、草屯療養院、聖保祿修女會醫院、靜和醫院和迎旭診所學習，結合了醫學知識及臨床經驗撰寫這本書。

本書要感謝晨星出版社何錦雲編輯的協助及鼓勵，本書若有可取之處，要感謝眾人的鼓勵與指導。內容如有缺失，則是本人才疏學淺所致，也希望諸位賢達不吝指正（請寄至laya.laya@msa.hinet.net），感謝。

前衛福部桃園療養院　精神科

林子堯　醫師

民國一〇四年八月

＊本書所列的藥物均不宜讀者自行購買服用，應由專科醫師確診開立，再依指示服用，以確保用藥無虞。

你真的有焦慮症嗎？

常會無法控制地洗手、檢查門窗或瓦斯、不斷將物品排列整齊，或腦海中不斷地浮現不想要的念頭或畫面，儘管知道不合理或不應該卻仍無法控制。

強迫症

請見第**14**頁

歷經創傷事件（如嚴重的天災、人禍、被性侵或生命危險），之後對相關人事物會害怕、麻木或迴避，甚至會夢到創傷場景或彷彿回到當時。

創傷後壓力症候群

請見第**34**頁

短時間內突然感到心悸、肢體麻木、窒息感、呼吸困難、失真感、害怕自己快要死掉或發瘋，但之後又會自己改善，去醫院都找不出身體毛病。

恐慌症

請見第**64**頁

對於特定的事物有強烈的害怕（如懼高、害怕針頭、害怕動物、害怕打雷），而這害怕已經影響到生活或功能。

特定恐懼症

請見第**84**頁

在公開場合、報告或被陌生人注意時，會感到極度擔心和害怕，因此害怕人群或公開場合，而這害怕已經影響到生活或功能。

社交恐懼症

請見第**102**頁

對周遭的人事物有全面性的擔心（比方說不斷擔心經濟、健康、學業及感情等），而這擔憂無法控制，並影響到生活或功能。

廣泛性焦慮症

請見第**114**頁

Contents

PART 2 充滿驚恐和無助的創傷後壓力症候群／034

PART 3 失控的恐慌症／064

Contents

【前言】

別讓焦慮毀了你

焦慮（anxiety）是人類與生俱來的正常情緒反應，每個人都曾有焦慮的經驗。早在石器時代，原始人在面對險惡的寒冬酷夏，或是與凶狠的猛獸戰鬥，都要先決定「戰鬥還是逃命（Fight or flight）」，這時焦慮就扮演著重要的角色。

焦慮也可以是種煩躁、不舒服、不安的感受，它常會伴隨著一些相關生理症狀，如頭痛、出汗、心悸、胸悶、胃痛，以及坐立不安。

焦慮對於一般正常人而言，扮演著相當重要的角色。它是一種警訊，會使人警覺即將迫近的危險，並讓人得以評估自己是否有能力去處理這個威脅。比如說：嬰兒面對與父母分離的威脅時，會有分離性焦慮（separation anxiety）；小孩第一天上學；學生準備大考；成人為家中五斗米苦惱；老年人受疾病折磨等，都容易感到焦慮。

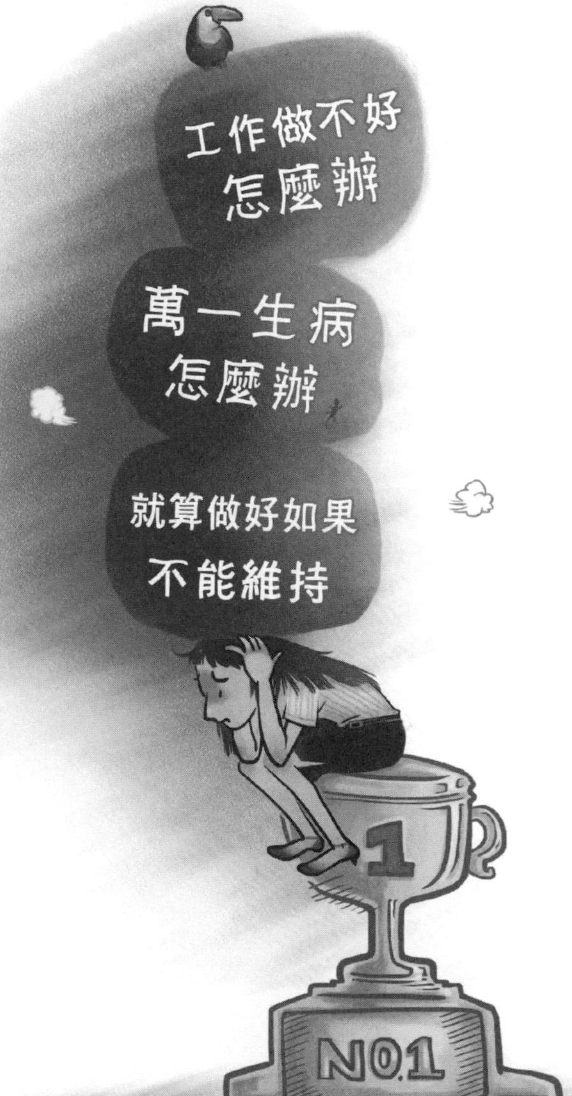
工作做不好
怎麼辦
萬一生病
怎麼辦
就算做好如果
不能維持
1
N0.1

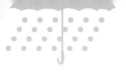

焦慮症有哪些？

焦慮症就是由病態性的焦慮所導致，而焦慮症在精神醫學上的眞正名稱是焦慮疾患（anxiety disorder），因爲較爲拗口，所以我就以通俗的焦慮症來通稱。

常見焦慮症包括了：

- 強迫症
- 恐慌症
- 創傷後壓力症候群
- 廣泛性焦慮症
- 畏懼症（亦有人稱爲恐懼症）

本書會就各種不同的焦慮症一一詳細介紹，希望能藉此讓讀者了解如何避免以及改善焦慮症。

事實上，正常的焦慮是輕微、短暫的，對人而言是有利，因爲它會讓人爲不可預知的未來進行打算及準備。但反之，若焦慮的強度過強或是持續時間過長時，則爲病態性焦慮（pathological anxiety）。這種焦慮不但不能讓人躲避或預防危險，甚至還成了「心智的手鐐腳銬」，使人遭受極大痛苦，間接影響到工作與人際關係，反而還會毀了一個人的生活。因此，爲戰勝病魔，讀者一定要先澈底了解焦慮症。

PART 1

反覆痛苦的強迫症

小柔是位單純善良的女孩子，上一段的感情卻慘遭男友背叛。那是一個約好一起去看電影的晚上，她撥打了幾通手機沒人接後，下一通電話卻聽到了男女激烈的喘息聲。雖然事後男友不斷解釋，是因為喝醉酒不小心，小柔依舊無法諒解，最後也因此跟男友分手。

之後小柔每一段新戀情，只要男友沒有接到自己電話時，小柔的情緒就會自動導航到焦慮、冰冷以及害怕的深淵。她會無法控制地不斷撥手機，檢查每一個可以聯繫到男友的管道，包括了公司、家人、好友，每一通電話都會打遍，直到找到男友為止。

就像一個家裡曾經發生火災的人，出門前會不斷重複去檢查瓦斯有沒有關。小柔被騙怕了，只要一談感情，整個人就會變成像一個受害者，反覆痛苦且帶著負面思考。

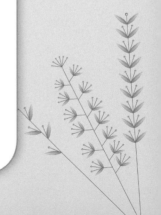

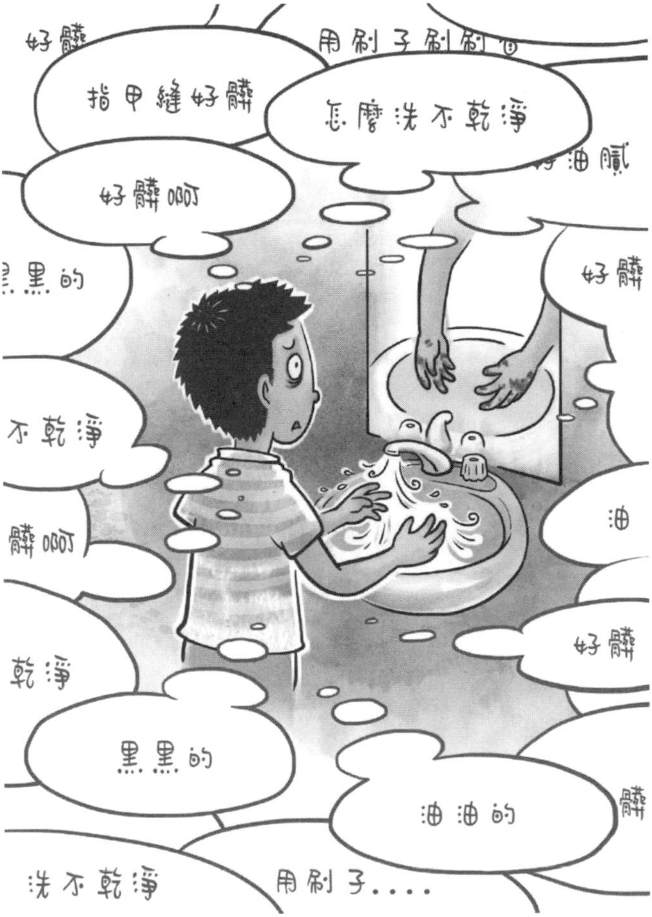
好髒
用刷子刷刷
指甲縫好髒
怎麼洗不乾淨
油膩
好髒啊
好髒
不乾淨
油
髒啊
好髒
乾淨
黑黑的
油油的
髒
洗不乾淨
用刷子....

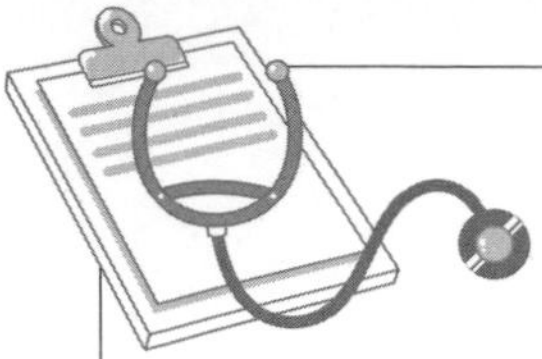

強迫症自我檢測測驗

如果你有以下問題，請小心可能有罹患強迫症的跡象，但確切的診斷還是要由精神科醫師評估較為完善。

強迫思考

☐不斷有些不合理的思想、影像或衝動闖入自己的腦中，並造成自身極大痛苦與焦慮。而這些思想、影像或衝動不是只針對現實生活的焦慮（如擔心沒錢過生活）。

☐企圖利用其他的思想或行為來抵銷這些思想、影像或衝動帶來的焦慮。

強迫行為

☐重複的行為及心智活動，常見的行為包括重複洗手、排序與檢查門窗等。而常見的心智活動包括了重複倒數、祈禱、或默念特定字句。這些行為與感覺皆因強迫思考或是某種規律所造成。

☐這些行為或心智活動的產生，是為了減少心中焦慮或避免某種可怕的狀況發生，然而這些行為或心智活動與所擔憂事物之間的關聯，在現實中不是不合理，就是程度太超過。

功能影響

☐強迫思考或行為造成自身極大痛苦、浪費時間、嚴重干擾生活、職業功能下降，或造成人際關係極大困擾。

一般人提到強迫症，腦海中就會聯想到一位焦躁無助、不斷洗手的年輕人，儘管洗到手都破皮了，依舊無法控制自己，這的確是強迫症的典型症狀之一。

罹患強迫症的患者，心裡常伴隨著強烈的羞恥感與挫折感。除此之外，也會耗費大量時間做無意義的事情，進而影響到日常生活、學業、職場及人際關係，甚至也有些人會因不堪其擾，最後選擇了結束生命。

強迫症根據最新的dsm-5，已經自焦慮症疾患中獨立出來，但過去常與焦慮症疾患一同討論，因此本書還是一起介紹。

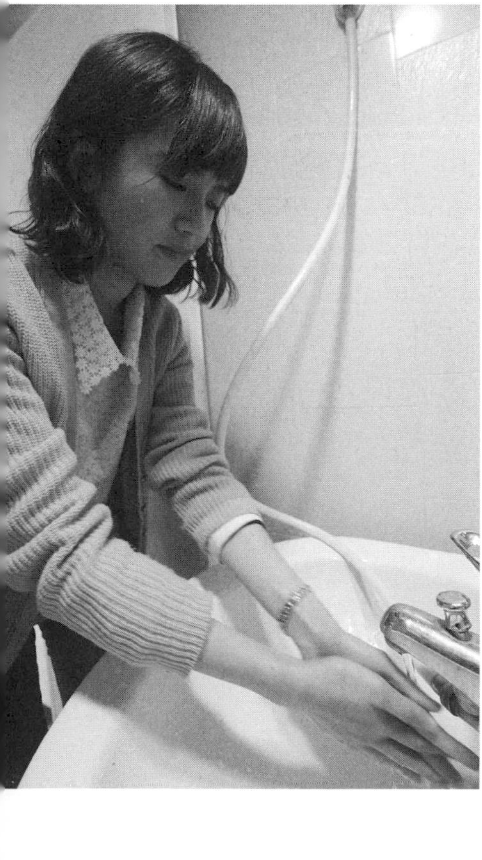

罹患強迫症很正常!?

根據醫學統計，人的一生中可能得到強迫症的機率約有百分之二到百分之三，換句話說，每五十個人裡面就有一個人曾經罹患過強迫症。以一間學校來說，每兩個班級就可能有一位罹患強迫症的學生在其中，這數字想必會讓許多人會感到驚訝吧！但這個數字恐怕還是被低估的，因為許多罹患強迫症的人根本不知道自己已經罹病。另外，還有一群人則會隱瞞病情，不立刻尋求治療，直到病情相當地嚴重，不得已就醫才被發現。

你我都有可能得到強迫症？

強迫症一般平均發病年齡是二十歲，男性平均約十九歲，而女性平均約二十歲。大約有三分之二的病患在二十五歲前發病，少於百分之十五的病患在三十五歲後才發病。

男性發病年齡較女性稍早。青少年時期，男性的比例略高於女性，但是隨著年紀增長，這現象慢慢減少，最後至成年時，男性與女性罹患強迫症的比例相當。

不過，女性懷孕時及停經後，罹患強迫症的風險也會上升。

為什麼會得到強迫症呢？

目前關於強迫症的明確病因仍未確定，但一些可能跟強迫症有關的因素隨著醫學的進步，也逐漸地被發現。超過一半的強迫症患者是突然發病，而百分之五十至百分之七十的患者則是在發病時，有面臨強大的壓力事件（如懷孕、創傷或親人死亡）。

此外，罹患強迫症已知的原因中，還包含了以下幾項：

I 基因——強迫症可能會遺傳

強迫症有遺傳的傾向，罹患強迫症的患者，其家人罹患強迫症的風險也較高。以親子爲例，如果父母其中一人罹患強迫症，其子女也有強迫症的機率是正常人的三到五倍。根據目前研究，跟強迫症有關的基因，可能位於人體第二條染色體以及第九條染色體上。

2 免疫學——免疫系統出問題

幼兒時期曾經被溶血性鏈球菌感染過的人，長大後較有可能會罹患強迫症。目前研究認爲可能是鏈球菌造成腦部發炎，導致大腦路徑功能受損而造成。

3 內分泌——血清素過低

與強迫症相關的內分泌系統很多，最常提到的是下列幾項：

＊血清素（Serotonin）

強迫症患者體內的血清素可能較常人低，因此部分抗憂鬱藥物，能夠提高人體血中的血清素濃度，經研究證實可以改善強迫症的症狀。

＊多巴胺（Dopamine）

多巴胺太高可能跟強迫症的症狀有關，因此部分多巴胺拮抗劑，如抗精神病藥物，能減少多巴胺和其受器結合，並改善部分強迫症症狀。但要注意部分抗精神病藥也可能會降低血中血清素濃度，也有可能會導致強迫症症狀惡化。

＊正腎上腺素（Norepinephrine）

部分能夠減少神經細胞間的正腎上腺素釋放之藥物，被發現可改善部分強迫症症狀。

不想要卻還是去做就是「強迫症」？

強迫症的症狀主要包括「強迫思考」與「強迫行爲」兩大症狀，百分之七十五以上的強迫症患者同時擁有這兩種症狀。而症狀可以從輕微到嚴重，輕微時會影響心情或造成生活不便，嚴重時則影響工作表現或學業成績，甚至可以毀了一個人的一生。

我也不想，可是……

罹患強迫症的人經常會陷入一些沒有道理或邏輯性的突兀想法，而這想法通常會帶來強烈的焦慮感。一般來說，有強迫症的人都知道這想法是不合理的，但就是無法停止想它，彷彿這些意念是自己強行闖入腦海中，無法控制。

常見的強迫性思考包括以下幾種：

- 突發性的強烈攻擊意念。
- 突發的性衝動。
- 強烈害怕被汙染或骯髒，包括害怕疾病、被泥土污染等。
- 強烈害怕某人遭受傷害。

強迫症患者心中常會有自己不想要的重複意念、影像或衝動。譬如持續害怕自己或心愛的人會受到傷害，或者認爲自己得到可怕疾病等不合理想法。常見的想法如：「我的手好髒，我必須去洗手！」、「我可能沒關瓦斯！」或「我可能會傷害我的小孩！」……這些不愉快且又不斷冒出的想法，都會讓患者感到相當焦慮。

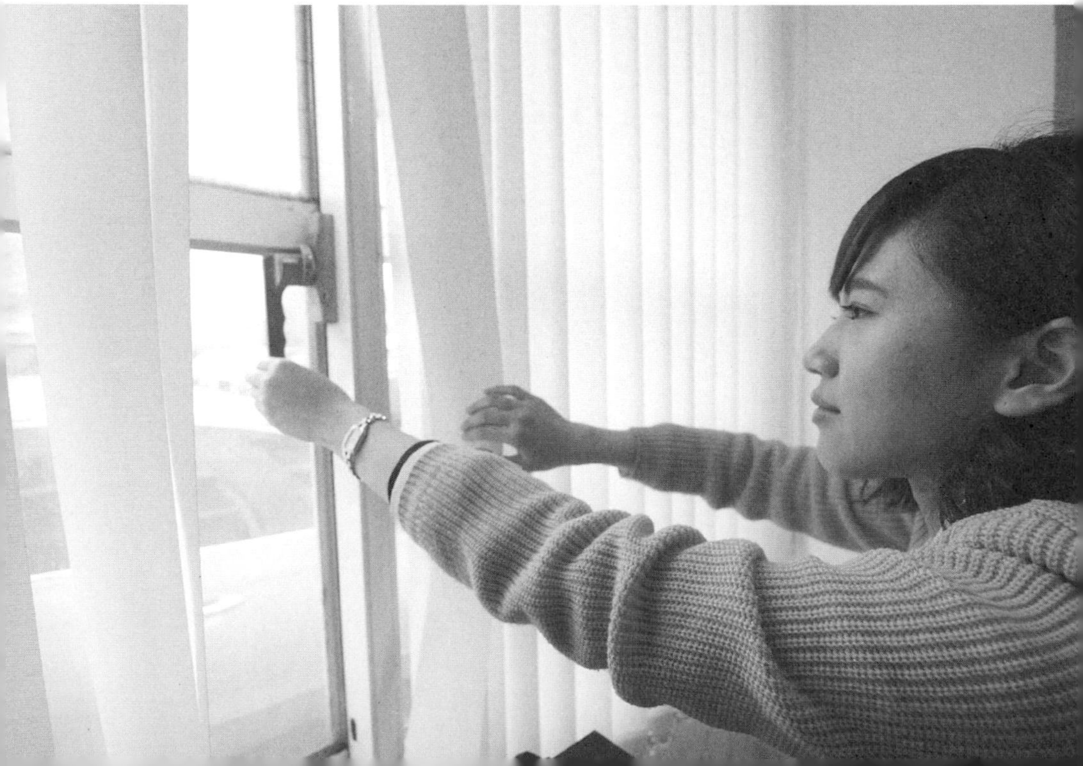

再做一次比較安心!?

通常強迫行爲的產生，是爲了暫時抵消強迫性思考所造成的焦慮，但也因此不斷地強化執行強迫行爲。短期來看，強迫行爲雖然會暫時降低患者焦慮，但是長期來看，反而會造成更大的不良影響。強迫行爲常見症狀如下：

- 反覆清洗，比方說反覆洗手或洗澡。
- 反覆檢查，比方說反覆檢查門窗或瓦斯是否關緊。
- 反覆數，比方說心中不斷倒數5、4、3、2、1。
- 將事物排列整齊，比方說桌面上的東西一定要排列成某種形狀或陣列。
- 不斷重複特定行爲，如不斷問同樣的問題。

綜合強迫思考以及強迫行爲的症狀，依機率高低來排序的話，分別是：

汚染：我覺得很髒

汚染（Contamination）是最常見的強迫思考，患者常會覺得自己被弄髒或汙染，因此不斷地以洗手的方式，來試圖緩解心中焦慮，而洗手則是伴隨出現的強迫行爲，患者常會因此避免碰觸自己所認爲是骯髒的物體或場所，也會頻繁的洗澡或清潔。

2 病態性疑慮：如果不這樣，那後果……

病態性疑慮（Pathological doubt）是第二種常見的強迫性思考，患者常會擔心瓦斯或門窗沒關，因此常會伴隨不斷檢查門窗或瓦斯的強迫性行爲。此外，這類患者還常伴隨著強烈的罪惡感，深怕不這麼做的話，可能會導致自己或家人會遭受某種不幸或災難。（如想到瓦斯如果沒關，可能會導致瓦斯漏氣進而造成爆炸。）

3 闖入型意念：請把我關起來，我有罪

闖入型意念（Intrusive thought）是第三種常見的強迫思考，這類患者常有強迫性意念，但不一定會伴隨著強迫行爲。常見的表現是腦海中無法控制地不斷出現情色或暴力的念頭或畫面。被闖入型意念折磨的患者，可能會認爲自己不潔或有罪，因此向牧師告解或甚至向警方投案。

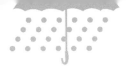

4 排列：東西本來就要排列整齊啊

排列（Symmetry）是第四種常見的症狀，這類患者一定要將某些物體精準的以某方式排列整齊，這類的強迫性行爲常會造成患者執行能力緩慢，有時會花好幾個小時重複去做同一件事情。（比方說寫字一定要完美對齊，導致寫作時間拉長；碗筷一定要依某種形式擺放，導致用餐時間過久。）

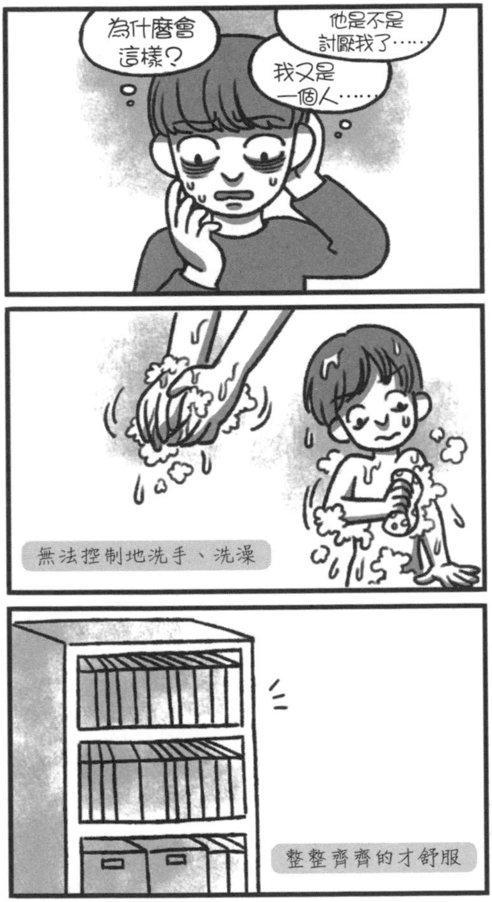
為什麼會這樣？
他是不是討厭我了……
我又是一個人……
無法控制地洗手、洗澡
整整齊齊的才舒服

強迫症不就醫也會好嗎？

「強迫症一定要看醫生嗎？」、「如果不去看醫生，強迫症就不會好嗎？」……相信這是許多患者都想問的問題，好消息是，有百分之六十到百分之八十的強迫症患者在沒有服用藥物或接受治療的狀況下，是可以隨著時間以及心境的轉換改善，甚至痊癒的。但是換言之，有百分之二十到百分之四十的病患在沒有接受治療的狀況下，強迫症症狀卻有惡化的風險。

根據一份醫學研究，罹患強迫症的患者之中，約有百分之十曾經有過自殺的念頭。

事實上，大部分強迫症的患者一開始都不知道自己得到強迫症，只覺得這是很自然的一種行爲，比方說每天花太多的時間在強迫性思考或行爲上，以至於每天上學或上班遲到，也有部分的病人會在知道自己已經罹病之後，卻選擇隱藏症狀，直到症狀嚴重到無法控制時才向醫師求助。根據統計，由一開始發病到求助醫師，平均時間長度是五至十年，甚至有的患者發病長達十七年後才就醫。

而強迫症的病程通常漫長且會起伏，治療的效果也因人而異，一般來說：

- 百分之二十至百分之三十的病患有顯著進步。
- 百分之四十至百分之五十的病患有部分進步。
- 百分之二十至百分之四十的病患症狀持續或是惡化。

「那看病一定會好嗎？」答案卻是不一定的。

根據醫學統計，在接受治療的患者之中，仍有百分之十的患者是用盡各種方式治療仍沒有明顯改善，稱爲「頑固型（Refractory）強迫症」。這類的病患需要與強迫症共處很長一段時間，並學著適應或減少強迫症帶來的不適和焦慮，成爲生活中必修的功課。

藥物、非藥物雙管齊下治療強迫症

強迫症的治療，可以分成「藥物治療」和「非藥物治療」，非藥物治療以心理治療中的「認知行爲治療」爲主。藥物治療主要包括抗憂鬱藥物、安眠鎮定藥物以及抗精神病用藥等。目前認爲最有效的治療方式是，同時服用藥物加上非藥物治療。

抗憂鬱、精神藥物都有一定的效果

- **抗憂鬱藥物：**抗憂鬱藥物中的選擇性血清素回收抑制劑（SSRI）類藥物，如樂復得（學名sertraline）、百憂解（學名fluoxetine）和無鬱寧（學名fluvoxamine）等，它們可以讓血中的血清素增加，藉此來改善強迫症症狀。但患有憂鬱症的青少年使用時，要小心有可能會增加自殺風險。
- **另外一類較爲古老的抗憂鬱藥物**——三環抗憂鬱藥物（簡稱TCA）中的安納福寧（學名clomipramine），是目前TCA藥物中唯一證實可治療強迫症的藥物，部分研究甚至指出，安納福寧可用來治療難治型的強迫症。但因爲TCA藥物本身可能有心血管副作用（如低血壓或是心律不整），所以基本上不當作第一線治療藥物。
- **安眠鎮定藥物：**安眠鎮定藥物能夠迅速緩解強迫症所帶來的焦慮、不安、失眠、肌肉緊繃等症狀，包含的藥物非常多，如安定文（學名lorazepam）、贊安諾（學名alprazolam）以及立舒定（學名bromazepam）等。雖然效果明顯且快速，但有副作用、依賴或成癮的風險，需要非常小心使用。想要了解完整的安眠鎮定藥物機轉與特性，可以參照我的另一本書籍《你不可不知的安眠鎮定藥物》。
- **抗精神病藥物：**部分抗精神病藥物因爲具有多巴胺拮抗的效果，所以能改善強迫症的部分症狀，但多用來輔助治療，很少當作主線治療藥物。另外要注意的是，部分抗精神病藥物，如可致律（學名clozapine）和金菩薩（學名olanzapine），因爲本身除了拮抗多巴胺的作用以外，還有降低血清素濃度的效果，反而有可能讓強迫症的症狀惡化，需要特別注意。

反覆訓練「認知行為」治療，適應各種焦慮刺激

認知行爲治療（簡稱CBT）：包括了「暴露法」和「反應預防法」。

- **暴露法：**指的是讓患者暴露在容易引起強迫性意念的情境或事物前，暴露的情境要做階層性的安排，由會引起最少焦慮程度的情境開始，逐漸升高層級，讓患者依序適應各個階層的焦慮刺激。
- **反應預防法：**這是爲了讓患者避免或減少焦慮，而做出的逃避或強迫性行爲。例如手摸到髒東西後，忍耐且刻意讓自己不去洗手，讓焦慮利用別的方式消退（如放鬆或轉移注意力），如此反覆訓練，藉此打破過去僵化的清潔反應。

龜毛就是強迫症嗎？

答案是不一定的，俗稱的「龜毛」是泛指一些完美主義或吹毛求疵的個性。龜毛個性跟強迫症有部分相似之處，但實際上是不同的兩件事，兩者常被人誤會與混淆。

有些人的龜毛個性太過僵化，無法變通，導致在社會和人際關係上遇到困難，造成自己或他人痛苦。比方說有的老闆過度完美主義、一絲不苟，導致下屬工作非常辛苦，或是總是固執己見、完全不肯變通的同事或朋友，這些民眾可能有「強迫性人格疾患」。

但其實就行為學的觀點來看，有部分強迫性人格傾向（Trait），但並未達到疾患（Disorder）的民眾，有時反而能在工作或生活上展現認真、守規矩、擇善固執和值得信任等優點。但是若達到疾患的程度，那這個性帶來的痛苦與缺點，往往遠大於它所帶來的好處，可謂是「過猶不及。」

怎樣算是改善強迫症？

強迫症的改善，包括了外顯強迫行為的減少或消失（比方說原本會不斷地洗手，後來卻不洗了）。但事實上，有許多強迫症改善後雖然沒有外顯行為，但他們仍有強迫思考，只是外人無法看出患者心中的想法，進而誤以為是痊癒了。（比方說雖然不洗手了，但是心裡卻仍不斷地浮現自己洗手的畫面來抵消焦慮。）

醫生小提醒

有不合常理的言行時，就需要關注或就醫

強迫症最大的問題就是得病者往往會隱藏症狀，當被問及自己的奇怪行為時，強迫症患者為了怕被別人認為是怪胎，往往都會找其他理由來應付或說謊。

因此，當我們發現周遭親友有重複且不合常理的行為和言行時，如果他們的年齡又剛好是青少年或剛成年，要特別小心他們有罹患強迫症的可能。

只是詢問的過程請不要帶著批判或是質疑的語氣，比方說不要責備他們一直洗手浪費水，或責備他們一直檢查門窗神經兮兮，而是以關心的態度來詢問他們的想法，比方說可以問：「兒子，我注意到你好像最近常常洗手，你怎麼啦？」，或是「女兒，媽媽最近看你常常一直檢查門窗，你有擔心什麼事情嗎？」若是怕他們尷尬，也可以拿一些衛教資料或書籍給他們看，當他們看到原來很多人跟自己一樣，可能已經罹患強迫症，或有群人跟自己有同樣的煩惱時，他們對於症狀的表述就不會那麼難以啟齒了。

強迫

馬克白夫人不能說的祕密
洗手替她說了
每次的焦慮如黏膩的水蛭自
靈魂中吞噬淨土的高樓

蒙太奇的畫面不停的穿梭
清醒只記得洗手

石頭般的思維也被滲透
露出的洞是慌亂的洗手
烏鴉的叫聲喚起驚恐

血流出手上密謀

故事在洗手中反覆透露
真實只有莎士比亞才懂

別向我雙手觸碰
黑夜與白天都是灰紅的垢
就像門已重重上鎖
莫用虛假的關心　探聽
手上的皇宮

作者

朱道弘（筆名）

朱先生本身是位自由文學家，他也從不避諱公開自己是位思覺失調症患者。他不畏身心障礙而努力投入台灣文化創作，以及不顧自己貧苦而協助他人，是台灣當代的偉大鬥士。

PART 2

充滿驚恐和無助的
創傷後壓力症候群

小宇是一個十七歲的高中少年，原本擁有一個幸福美滿的家庭，但在一次颱風的肆虐過程中，他的家園被土石流沖毀了，家人在他面前被滾滾的土石流沖走，至今仍生死未卜。

從死神手中歷劫歸來的他，像一隻無助的、濕透的小狗狗，嗚嗚叫、發著抖，但卻再也得不到最親愛的家人疼惜，也沒有機會在家人身邊黏靠著撒嬌、磨蹭。

當晚，小宇完全無法入眠！腦海中不斷地重現家人被滾滾土石流沖走的畫面，心中也充滿著自己的生命面臨危機、像細絲將斷未斷的那種驚恐感覺，一次又一次。

事件發生後，救難人員幾度試著詢問小宇詳細的經過，他卻發現自己根本無法完整的回憶起事件的整個過程，尤其是那些造成他驚恐、害怕的重要片段，不僅是記不起來，也無法強迫自己去回顧。

後來當小宇終於再度回到學校，他卻無法靜下心來上課。人際關係也跟著受到影響，無法信任他人、也無法與他人親近、常常情緒失控、也喪失快樂及愛的能力。

之後只要開始下雨，小宇的不安與驚恐就跟著叮叮咚咚落下，焦慮土石流又要來了。若雨下得稍微大或打雷，小宇更是止不住的精神緊張、極度害怕、無助、也很容易哭泣，聽到大的雷聲響，便想奪門而出……

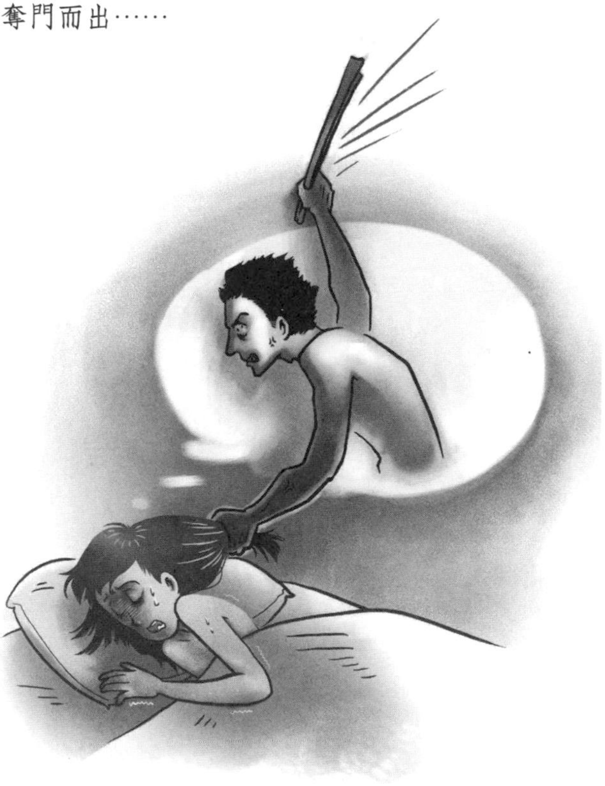

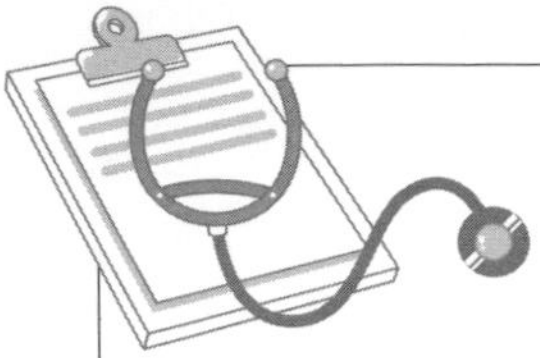

創傷後壓力症候群自我檢測測驗

如果你有以下問題，請小心可能有罹患創傷後壓力症候群的跡象，但確切的診斷還是要由精神科醫師評估較為完善。

患者必須曾經歷或目睹一種創傷事件，這些事件可能牽涉到死亡或嚴重傷害，並讓患者在當時有強烈害怕、無助感或恐怖的情緒反應。除此之外，須同時有下列相關症狀超過一個月以上。

有以下其中一種的思維：（可複選）

□與創傷相關的影像、思想、或聲音，不斷闖入腦海，讓患者感到痛苦。如果是孩童，可能表現出重複扮演與創傷相關的遊戲或情節。

□反覆帶著痛苦夢見相同的創傷事件。

□彷彿此創傷事件又再度發生的感受，包含感受到當時的經驗、錯覺或幻覺，也可能是瞬間回到當時的經驗重現。

□暴露於類似創傷事件的相關情境時，內心感覺強烈痛苦。

□暴露於類似創傷事件的相關情境時，有著特定的生理反應（如心悸、發抖、身體僵硬）。

以下的逃避行為：（可複選）

□努力逃避與創傷有關的思想、感受或談話。

□努力逃避會引發創傷回憶的活動、地方或人們。

□不能回想創傷事件的重要部分。

☐對重要活動的興趣顯著降低，或減少參與。
☐疏離的感受或與他人疏遠。
☐感情麻木，如感受不到愛。
☐對前途悲觀（比方說對事業、婚姻或壽命悲觀）。

是否有以下症狀：（可複選）

☐難入睡或難保持睡著。
☐易怒。
☐難保持專注。
☐過分警覺。
☐過度驚嚇。

功能影響：

☐因此障礙而造成極大痛苦、浪費時間、嚴重干擾生活、職業功能下降、或人際關係極大困擾。

＊如果有其中一種思維，三項以上的逃避行為及兩項症狀。即代表患有「創傷後壓力症候群」的機率非常高

創傷後壓力症候群（Post-traumatic stress disorder，簡稱ＰＴＳＤ）是災難後最常被提起的焦慮疾患。它是在生活創傷事件後發展而出，如戰爭、刑求、天災、被攻擊、被強暴或車禍等。受創的人對於創傷經驗感到害怕、無望與恐懼，也會盡可能去逃避與創傷相關的事物。

嚴重的天災人禍造成反覆的驚恐

創傷後壓力症候群的案例不勝枚舉，只要是嚴重的天災或人禍之後，都容易造成許多受害者產生「創傷後壓力症候群」。

我曾照顧過幾位創傷後壓力症候群的病患，他們大多合併了憂鬱症的診斷。其中一位是因爲嚴重車禍之後，再也無法自己騎車或開車，並且常會夢到當初車禍的場景，甚至有時候還會從噩夢中驚醒。而行走在路上時，如果旁邊有大車經過，他也會有強烈害怕的驚恐反應。

另外一位則是被父親家暴後安置的小女孩，她對於自己沒有家庭的溫暖而常感到沮喪和憤怒，不時看到與家中相關的事物時，就會回想當初被父親霸凌、傷痕累累的場景，嚴重時甚至還會出現自我解離和退化的狀況。這些都是創傷後壓力症候群的受害者。

此外，我再舉幾個較有名的案例，經歷過這些災難的人，就有可能罹患創傷後壓力症候群：

台灣九二一大地震

西元一九九九年九月二十一日凌晨一時四十七分，台灣發生了近百年來最嚴重的地震，震央在台灣南投縣的集集地區，規模爲芮氏七點三級強烈地震，總共造成兩千人以上死亡，八千人以上受傷，三萬棟以上的房屋損毀，此爲台灣近年來最嚴重之天然災難，死傷程度有紀錄以來僅次於一九三五年的新竹台中大地震（關刀山地震）。

九二一大地震造成許多災民出現了創傷後壓力症候群。根據醫療團隊估計，地震過後，約有百分之十六至百分之二十二的災民會在地震後罹患了「創傷後壓力症候群」，嚴重程度與地震中是否有受傷、房屋是否有損毀，以及之後是否有服用安眠藥的習慣有關。

同理，過去日本「神戶大地震」及大陸「唐山大地震」，也都造成相當多人傷亡。因此，許多倖存者之後，也都罹患創傷後壓力症候群。

美國九一一恐怖攻擊

在西元二〇〇一年九月十一日，蓋達組織的恐怖攻擊摧毀了紐約世界貿易中心和華盛頓的五角大廈，導致了超過三千五百人傷亡。調查發現，美國公民在九一一事件後一個月的創傷後壓力症候群的盛行率是百分之十一點四。到西元二〇〇四年，估計仍有超過兩萬五千名的民眾，持續受到此事件產生的創傷後壓力症候群的症狀困擾。

伊拉克和阿富汗戰爭

西元二〇〇一年十月，美國在九一一事件後，與澳洲、加拿大以及英國一起入侵阿富汗。估計有百分之十七的歸國士兵患有創傷後壓力症候群。

印尼海嘯

西元二〇〇四年十二月二十六日，大海嘯襲擊了印尼、斯里蘭卡、南印度和泰國，造成了嚴重的損害和死亡，甚至波及了非洲海岸和南非。這場海嘯造成了將近三十萬人死亡和留下超過一百萬人無家可歸。許多生還者活在恐懼之中，並出現創傷後壓力症候群的症狀。漁民害怕出海、孩童害怕在他們曾經喜愛的海邊玩，許多人因爲害怕有另一場海嘯而

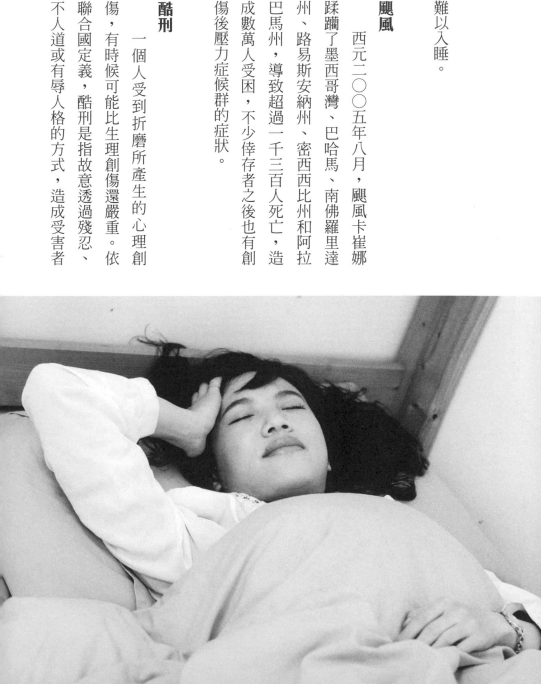

難以入睡。

颶風

西元二〇〇五年八月，颶風卡崔娜蹂躪了墨西哥灣、巴哈馬、南佛羅里達州、路易斯安納州、密西西比州和阿拉巴馬州，導致超過一千三百人死亡，造成數萬人受困，不少倖存者之後也有創傷後壓力症候群的症狀。

酷刑

一個人受到折磨所產生的心理創傷，有時候可能比生理創傷還嚴重。依聯合國定義，酷刑是指故意透過殘忍、不人道或有辱人格的方式，造成受害者

產生嚴重的心理痛苦或煎熬。廣義的定義包含各種形式的暴力，從長期慢性的家庭暴力到大規模的種族滅絕。最近的數據估計，世界上一千四百萬名難民中約有百分之五到百分之三十五有至少一次被施以酷刑的經驗。

儘管酷刑可能會留下生理傷疤，但真正最可怕的是會對心理造成持續影響。這段痛苦的回憶會讓患者感到恐懼與無助，心理變得脆弱。

經統計，酷刑下的生還者，創傷後壓力症候群的盛行率大約百分之三十六，遠高於平均終生盛行率。研究也顯示出酷刑的受害者較容易罹患憂鬱症或焦慮症。

不斷想起、不斷害怕的創傷後壓力症候群

根據醫學統計，平均約有百分之八的人一生中就曾得過創傷後症候群率。換句話說，每十二位民眾就有一位可能罹患過創傷後壓力症候群。雖然絕大部分是發生在成人早期，但女性得到的比例較男性爲高，女性約爲百分之十到百分之十二，男性約爲百分之五到百分之六。有學者認爲，男性之所以比例較低的原因是因爲男性較少主動尋求醫療協助，容易被低估的緣故。

嚴格說起來，創傷後壓力症候群幾乎沒有年齡的限制，只要在嚴重的天災人禍後，罹患創傷後壓力症候群的人口比率就會大幅增加。

三大類型

典型創傷後壓力症候群的症狀類型，主要有「重複型」、「逃避型」和「過度警覺

型」。

重複型

患者會持續重複地體驗創傷事件的傷痛，像是以回憶、惡夢、或突發性的痛苦。患者在接觸與創傷事件相關的類似時空背景，都很容易重新經歷當初創傷的心理痛楚。

逃避型

患者可能會持續地逃避與創傷事件相關的刺激、思想、感覺或活動，（比方說九二一地震的倖存者不敢去南投集集、不敢看到倒塌的房屋、不敢聽到跟地震有關的話題）。另外一個極端就是患者把自己的內心世界封閉起來，造成對外界反應感情麻木，甚至人際關係疏離，對任何事物都失去興趣。

過度警覺型

患者會持續性過度警覺，包括緊張、失眠（無法深睡）、易怒、注意力不集中、容易受到驚嚇等。

心理創傷是主要因素？

先前我們曾提及，創傷後壓力症候群常來自「天災」或「人禍」，而男與女不同的地方在於男性有不少心理創傷來自戰爭或打鬥，女性的創傷則有不少部分來自於被強暴或被攻擊。

然而，並非每個人經歷創傷事件後都會產生創傷後壓力症候群。同樣的壓力，有的人歷經創傷壓力後身心飽受煎熬，有的人卻覺得沒什麼，這跟每個人的韌性、人生觀及經驗有關。比方說，同樣是天災後的倖存者，有的人會高興大難不死，但有的人會有強烈的罪惡感（憑什麼只有我活下來？我對不起那些死去的人），這種想法會讓倖存者感到挫折及憤怒，容易演變成創傷後壓力症候群。相反地，某些被一般人認爲是「小事」的事件，對某些人來說，卻可能是壓力極大的創傷經驗，可能也因此罹患創傷後壓力症候群。

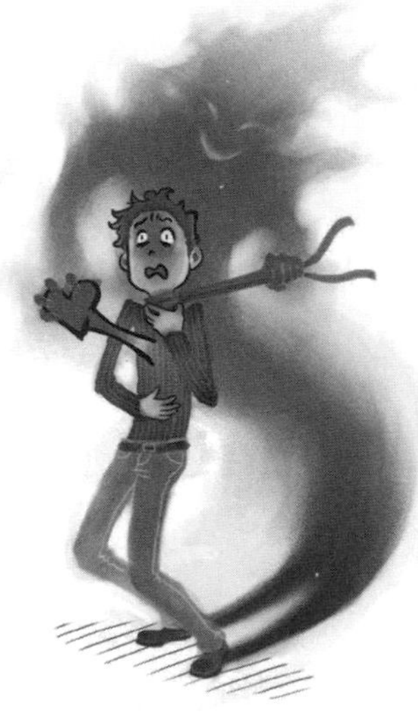

這是很重要的概念，換句話說，雖然創傷事件本身，不足以造成創傷後壓力症候群。但患者卻對創傷經驗有著強烈的情緒反應（如害怕、逃避或恐懼），此類型也有可能構成創傷後壓力症候群。

造成創傷後壓力症候群的理論

人生中有很多「關卡」，某些宗教或哲學人士認為生命中的難關是「人生必須學習的課題」，而罹患創傷後壓力症候群的患者，通常無法接受或理解所遭遇的創傷經驗，也因此無法真正面對且完整的度過那次創傷經驗，彷彿永遠就在某段人生經歷中重複「卡關」。因此每次遇到相似的事件或經驗，患者都會感到極大的痛苦與壓力，原本創傷事件是個中性刺激事件，但是由於患者的強烈情緒反應，讓這個事件與恐懼與焦慮連結在一起，產生了古典制約（Classical conditioning），之後只要患者接受到相關事物的刺激，就會造成同樣的情緒反應，進而逃避類似的情境。再者，藉由逃避相關的刺激，可能會造成患者得以避免一些負面情緒，此外還獲得他人的注意與同情、進而間接強化這個制約反應，加強它們的連結。

研究發現，創傷後壓力症候群的病患，通常體內「下視丘——腦下垂體——腎上腺軸」的內分泌系統皆出了問題，血中的正腎上腺素濃度及尿中兒茶酚胺（catecholamine）濃度比一般人還高，而這兩者是大腦在遭逢壓力時會釋放的內分泌激素。而另外也發現，創傷後壓力症候群的病患，血中腦內啡（ndorphin）濃度比一般人還低，（腦內啡就是俗稱人體天然嗎啡，可以讓人感到快樂及愉悅。）

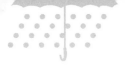

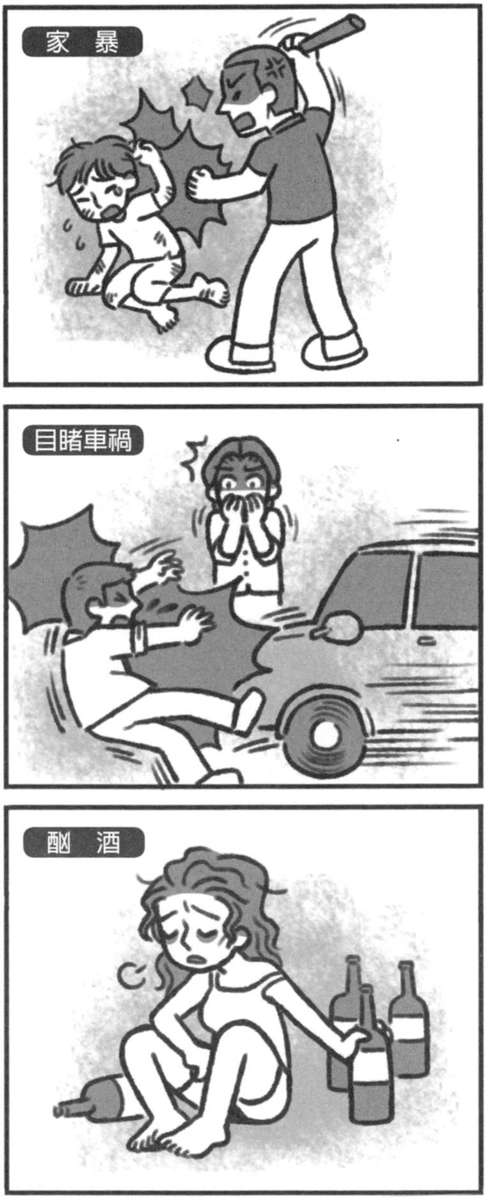

容易罹患疾病的危險因子？

◎有以下幾點情形的人，罹患創傷後壓力症候群的風險較高：

- 孩童時有創傷經驗
- 本身患有人格疾患
- 較無家庭或朋友支持或協助
- 女性
- 家族中有人罹患創傷後壓力症候群
- 單身、離婚、鰥寡
- 社會退縮
- 低社經地位
- 最近生活遭逢重大變故
- 酗酒

支持的力量可以加速痊癒

創傷後壓力症候群的病程與結果變化相當大，症狀可以隨著時間起伏。從創傷事件的發生，到演變成罹患創傷後壓力症候群，中間的間隔時間可以從一週到三十年不等。

經研究統計，如果罹患創傷後壓力症候群不治療：

- 約百分之三十會完全復原
- 約百分之四十會有些許殘餘症狀
- 約百分之二十會持續有中度症狀
- 約百分之十症狀沒有太大改善或持續惡化

如果有「快速發生」、「發病時期小於六個月」、「發病前功能良好」、「社會支持系統好」和「沒有其他身心疾病」等特色，那病情改善的機率較高。

一般來說，「幼兒童」或「老年人」會比其他年齡層更難度過創傷事件。舉例來說，大約百分之八十經歷燒燙傷的年幼孩童會在一或兩年後，產生創傷後壓力症候群的症狀。而僅有百分之三十經歷燒燙傷的成人在一年後，會有創傷後壓力症候群。

年幼兒童還沒有適當的應對機制能處理生理和心理的創傷事件。而老年人的應對方式，可能比年輕人固執和僵化，因此較不能彈性處理創傷事件所造成的影響。一般來說，有良好社會支持網路的病人，比較不會有此疾患，或者會復原比較快速。

支持性心理療法可幫助創傷後壓力症候群患者

治療創傷後壓力症候群，可以粗略分成「藥物治療」以及「非藥物治療」兩種方式，介紹如後：

藥物治療

藥物治療主要包括了「抗憂鬱藥物（抗鬱劑）」及「安眠鎮定藥物」。

＊抗憂鬱藥物（抗鬱劑）

抗鬱劑可以用來長期改善創傷後壓力症候群的症狀，而在抗鬱劑之中，以「選擇性血清素再吸收抑制劑（簡稱ＳＳＲＩ）」爲主，在此列舉幾項：

・百憂解（學名fluoxetine）
・樂復得（學名sertraline）
・千憂解（學名duloxetine）
・克憂果（學名paroxetine）

而除了抗鬱劑以外，目前認爲下列幾種藥物可能也對創傷後壓力症候群有治療效果。

・普思（學名buspirone）
・妥富腦（學名imipramine）
・得利穩（學名amitriptyline）

＊安眠鎮定藥物

安眠鎮定藥物則主要包含了「苯二氮平類／苯二酚類藥物（ＢＺＤ）」和「非苯二氮

平類／非苯二酚類藥物（non-BZD）」，主要是用來快速緩解症狀、改善睡眠品質，以及緩解焦慮症狀等。其中包含的藥物非常的多，這裡列舉數項，其他詳細的安眠鎮定藥物可以參考我的另一本書籍《你不可不知的安眠鎮定藥物》。

- 酣樂欣（學名 Triazolam）
- 戀多眠（學名 Brotizolam）
- 導眠靜（學名 Midazolam）
- 入眠順（學名 Zaleplon）
- 宜眠安（學名 Zopiclone）
- 史蒂諾斯（學名 Zolpidem）
- 贊安諾（學名 Alprazolam）
- 安定文（學名 Lorazepam）
- 悠樂丁（學名 Estazolam）

心理治療和行為治療並進

一般來說，藥物雖然能快速有效改善症狀，但停藥後症狀可能會復發。而有些非藥物治療（如心理治療）雖然效果較慢，但是治療的效果較能持久。

但心理治療中，有些治療（如心理分析）相對耗時，甚至要花上好幾年的時間才能完成治療，所需的治療費用也相對較昂貴。因此，後來發展出一些新的心理治療，像是認知行爲治療，它們比傳統的心理治療花費較短時間，也有一定的療效。而在治療創傷後壓力症候群，認知行爲治療扮演了很重要的角色，因此後面有較多篇幅描述認知行爲治療。以下爲大家介紹常見的幾種非藥物治療：

＊支持性心理治療

支持性心理治療是藉由治療師與患者間的良好關係，讓患者安全度過危機、適應困難和減低焦慮。治療過程中，治療師要扮演一個良好的傾聽者，適當地利用同理心，並透過患者的觀點來同理他的困境與心境，然後給予適當的回應。

通常治療師不會急於說服患者，或讓患者快速改變。光是良好的同理與傾聽，有時就能夠讓患者的情緒得以抒發，重新調整心境。有時治療師還可更積極地幫助患者，諸如建議患者改變環境和不當習慣，但這仰賴於患者本身的動機與配合程度。

＊肌肉放鬆技巧

肌肉放鬆技巧的理論認爲大腦與肌肉是相互影響的，焦慮會讓肌肉緊繃，肌肉緊繃也會讓人更焦慮。倘若我們能夠利用一些放鬆技巧讓肌肉鬆弛，那麼我們的焦慮也會跟著下降。

但難題是，大多數人並不知道自己的肌肉是緊繃或鬆弛的，更不知道如何去控制它。所以肌肉放鬆技巧用來教導人們如何放鬆肌肉，其過程是放鬆繃緊的某部分肌肉，然後患者就會理解到自己的肌肉緊張狀態，也能理解到該如何將肌肉放鬆。

＊生理回饋法

生理回饋法是行爲理論的衍生物。其理論是只要能夠讓人們辨識到自己生理的變化，進而學會怎麼控制它，就可以進而改善焦慮程度。一般是利用各種儀器設備，將人的心跳、皮膚溫度、皮膚電阻、腦波、血壓、呼吸等，量化成數據或圖形，再將數據或圖形透過視聽設備回應給患者，患者即可知道自己在焦慮時的生理變化，以及慢慢學會怎麼控制它們。

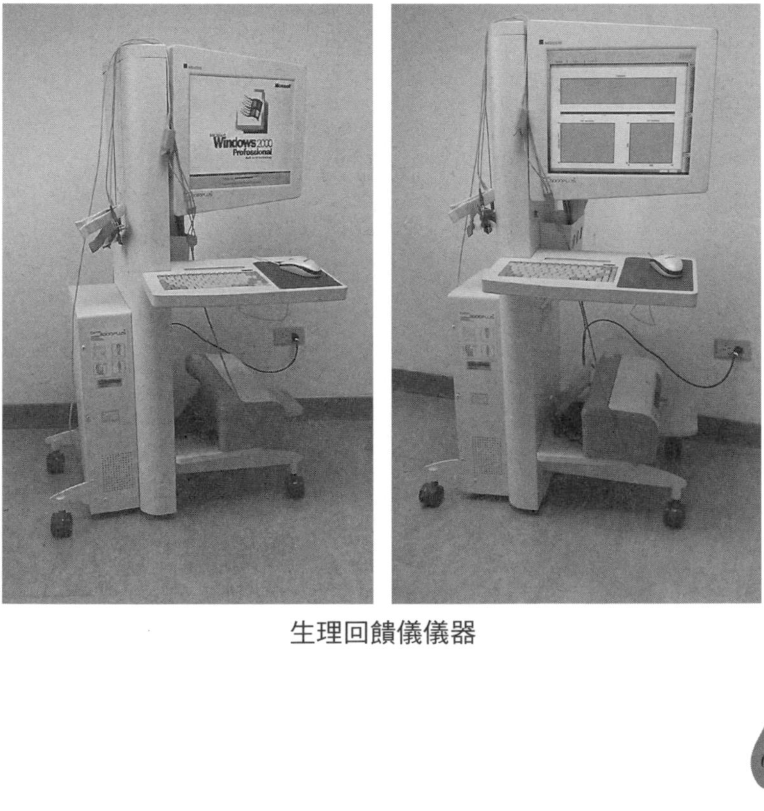

生理回饋儀儀器

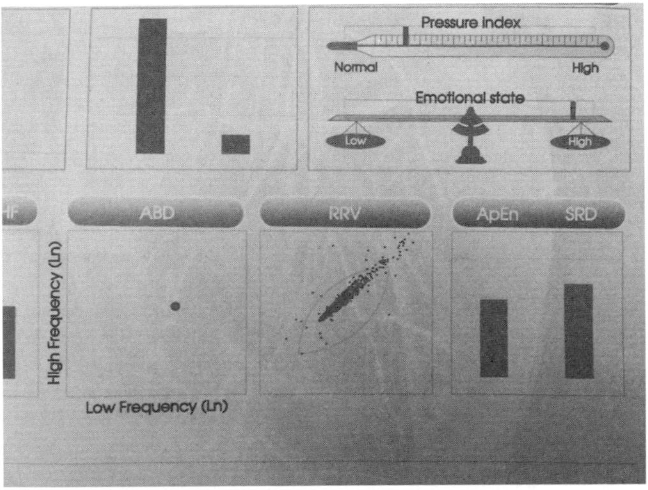

生理回饋儀紙本報告，詳細判讀結果須請臨床醫師就使用者之狀況來做進一步評估回饋。

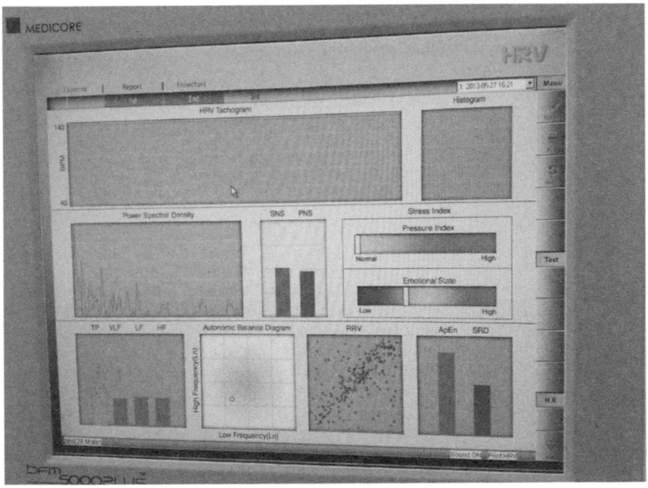

生理回饋儀電腦報告，詳細判讀結果須請臨床醫師就使用者之狀況來做進一步評估。

＊團體治療法

除了個人治療技巧外，團體治療法和家族治療法也是有效的。團體治療法的好處包含了能傾吐自身創傷經驗，並尋找其他團體成員的支持。團體治療法被認爲適合用於大災難的生還者且效果特別有效。而家族治療法通常用來協助改善婚姻和親子關係，以度過症狀惡化的時期。

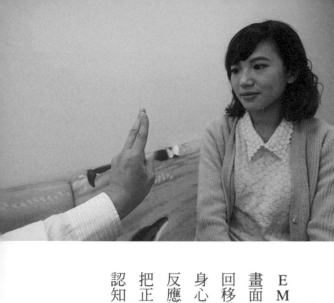

＊眼動身心重建法

另一種較新的治療方式，就是「眼動身心重建法」（簡稱ＥＭＤＲ）。在ＥＭＤＲ的治療中，患者被要求在腦中回想創傷畫面，然後根據治療師指示，讓眼球隨著治療師的手指，平行來回移動約十五至二十秒。完成後，請患者說明當下腦中的影像及身心感覺。同樣的步驟不斷重複，直到痛苦的回憶及不適的生理反應被成功消除爲止。在治療過程中，也可以經由治療師引導，把正面的想法和愉快的心境植入患者心中，進而建立正面健康的認知，

ＥＭＤＲ的理論認爲，人都會遭遇到一些創傷事件，但有內

在的本能去平衡事件所帶來的衝擊。雖然ＥＭＤＲ的機制尚未完全明朗，但有學者認為，療效是來自於ＥＭＤＲ能讓雙眼規律移動，進而達到加速腦內神經傳導活動和認知處理速度所致。

認知行為治療

認知行為治療（簡稱ＣＢＴ）。認知行為治療在治療創傷後壓力症候群中扮演著重要角色，常用的認知行為包含了下列幾種，而臨床上不一定只會使用單一種治療方式，也能合併使用。以下為大家介紹一些認知行為治療。

＊系統減敏法

系統減敏法（Systemic desensitization）是一種透過放鬆技巧來進行的治療方式。一般來說，治療師會利用想像的方式，讓患者循序漸進地經歷創傷事件。

在治療之初，治療者得先與患者會談，理解其畏懼的特定情境。然後教導患者如何放鬆，也就是放鬆技巧，並要求患者每天練習至少三十分鐘。接著治療師與患者一同訂定焦慮事件的階層表，將各種會引起焦慮的情境，列出一系列的清單，從最輕微的焦慮事件，到最嚴重的焦慮事件一一列出。

治療初期從最輕微的焦慮事件開始練習。治療者可以要求患者先開始練習放鬆，然後想像該焦慮事件，如果患者仍然保持放鬆的話，就跟著階層表練習更高一層的焦慮事件；倘若患者開始感到焦慮，就暫時中止，再次指導患者放輕鬆，等到同個層級的情境都能放鬆後，再進行到下一階焦慮程度更高的層級。

如此，一步步克服各層障礙，到最後連最嚴重的焦慮事件患者都能克服，這樣就算治療成功了。

＊洪水治療法

洪水治療法（Flooding therapy）又稱爲「暴露治療法」，指的是在沒有利用放鬆技巧來降低焦慮的狀況下，讓患者長時間暴露在會引發焦慮的事物或情境中，藉此降低患者的焦慮程度。在這治療過程中，讓患者仔細回顧創傷事件時的所有細節，越清楚越好，甚至回憶當時的感官刺激。

不同於系統減敏法，洪水治療法在治療初期就會讓患者暴露在可怕的恐懼狀態，藉此訓練患者對於焦慮事件的耐受性，並減少患者在面對焦慮時的逃避行爲。這跟系統減敏法循序漸進地給予不同程度的焦慮事件不同，洪水治療法有多元的形式：

- 藉由治療師的引導，請患者自行想像創傷時的情境。

- 藉由會談不斷討論患者的創傷事件，並從中鉅細靡遺的詢問和補充細節。
- 治療師先蒐集創傷事件的相關資料，並將其呈現給患者。

但在此也要提醒，洪水治療法是一種較爲強烈的治療方式，患者必須要有較強的治療動機（比方說強烈希望自己的症狀能夠改善），否則有可能接受過一次治療後，就不敢再接受治療了。

認知治療

認知治療最早由學者Beck提出，一開始是用來治療憂鬱症，之後才逐漸將之發展成用來治療焦慮症。根據Beck的理論，人因事件所引起的情緒狀態，其實主要取決於人

Point

有些研究認為患者長時間暴露在焦慮情境中的效果，優於短暫的暴露時間，因此洪水治療法對創傷後壓力症候群的患者來說，治療效果應該會比系統減敏法效果還好。

「如何解讀事件」，而非事件本身決定患者的情緒狀態。因此消極偏執的解讀方式會導致負面情緒，但眞正造成痛苦的，並非是事情本身，而是對於這些事情的信念。反過來，積極多面向的解讀方式則導致正面情緒。這些思考方式有時候會被稱爲「自動化」想法。在治療的過程中，治療師要讓患者挑戰這些讓他們喪失鬥志或是功能的負面想法，促使他們改以正面的想法來解讀事件。

＊認知處理治療

認知處理治療融合了認知治療和暴露治療，而認知治療的部分，主要訓練患者挑戰錯誤或困擾的認知，尤其是自責。暴露治療的部分，則是請患者鉅細靡遺的撰寫創傷事件的始末，並且將其唸給治療師或親朋好友聽，這除了可以讓患者表達感受之外，也能找出患者在創傷事件中的「阻滯點（Stuck points）」，而這個阻滯點就是患者在創傷事件當時與自我信念有衝突或難以接受的部分。

＊自我肯定訓練

學者Wolpe認爲，利用自我肯定訓練（Assertiveness training），反覆地自我肯定與放鬆，可以改善焦慮的程度。治療師可能會利用認知治療和角色扮演的方式來讓患者進行自我肯定訓練，另外也避免讓患者以被動或是激烈的方式，不斷跟別人抱怨或訴苦自己遭遇的不幸事件。

＊壓力免疫訓練

壓力免疫訓練是由學者Meichenbaum發展出來。治療師可以指導患者肌肉放鬆、呼吸放鬆和轉移注意力等方式，讓患者降低焦慮程度。詳細自我降低焦慮方法，可以參照本書章節〈消除焦慮自己來〉。

Point

有些創傷事件後的生還者不願意面對創傷記憶，也無法忍受洪水治療法所帶來的強烈焦慮，因此並非所有的人都適合洪水治療法。另外有研究指出，對於那些有「倖存罪惡感」的患者來說療效較差。

被性侵的人一定會得到創傷後壓力症候群嗎？

性侵害是可怕的事件，常造成許多受害者心中因此留下永遠的傷痕，有的受害者甚至因此罹患了創傷後壓力症候群。

但「被性侵的受害者都會有創傷後壓力症候群」或「有創傷後壓力症候群，就代表他曾被性侵」的這些想法都是過於武斷的，甚至有時候法官或檢察官也會受到這種刻板印象影響，但事實上是不一定的。

被性侵的受害者可能會有創傷後壓力症候群，也可能不會，這取決於受害者當時所承受的壓力，以及受害者本身的心理韌性、社會支持系統與加害者的人際關係、可利用的資源等。而另一方面，罹患創傷後壓力症候群，並沒有辦法代表患者一定被性侵過，仍須其他證據佐證。

因此患者要盡量避免落入「有創傷後壓力症候群就是確定有被性侵」以及「沒有創傷後壓力症候群就是沒有被性侵」的僵化假設。

再者，創傷後壓力症候群的症狀必須持續超過一個月，症狀也會隨著時間改變起伏，因此在診斷上也有一定的難度。

創傷後壓力症候群 Q&A

看電視也會得到創傷後壓力症候群嗎？

對於創傷經驗，不一定要親自體驗到才算數。目睹過程也有患病的可能性，因此如果是藉由一些媒體（如看新聞），只要目睹的民眾有強烈的情緒感受（害怕、恐慌），如果嚴重程度以及持續程度夠久，也有可能會罹患創傷後壓力症候群。

如何陪伴罹患創傷後壓力症候群的朋友？

基本上沒有一定的答案，首先要先了解這位朋友的病情嚴重程度，再以鼓勵支持的方式來支持這位朋友的心靈，之後想辦法讓患者的創傷後壓力症候群改善。如果症狀太嚴重，短期可以先行考慮減少會讓他想到創傷事件的人事時地物，但長期來看還是需要克服心理障礙、改變自我認知或是學會調適生活，才能真正過了這個人生難關。

PART 3

失控的恐慌症

小櫻是一位二十六歲的美麗女子，生命中沒有遭受過什麼挫折，順利嫁給一位疼愛她的先生，不久後也開心地迎接第一個小寶寶的誕生，但小寶寶出生後卻被診斷有腦部的疾病。

小櫻在醫院坐月子的期間，很害怕看到寶寶，甚至不敢抱他。她覺得掉入一個冰冷又漆黑的井底深淵，原本玫瑰色的夢想，迅速從井口飛過。醫師告訴她說寶寶就算開刀，之後的情況仍舊很不樂觀。那天晚上小櫻孤獨地躺在床上，越想越焦慮，突然地一陣胸悶、心臟砰砰亂跳，而且總覺得心跳狂亂地像是隨時會停止，甚至快要失控，深怕自己下一刻就要死去。醫護人員急忙趕到，做了所有的常規檢查，一切卻都正常。

之後的晚上，小櫻常常想到那天發生的事情，不由自主地害怕起來。越害怕，反而更加重這種驚恐的感覺，焦慮就如黑暗潮水般，排山倒海的降臨，程度越來越強烈，小櫻擔心又會再一次有瀕死的感覺。漸漸的，甚至連四周的景物都變得不太真實、彷彿身體不是自己的、覺得快要失控或發瘋！

到最後，她連看到寶寶也會害怕，怕寶寶有什麼突發的狀況，怕自己突然又經歷相同的事件時，會死在當場，沒有人能救她。

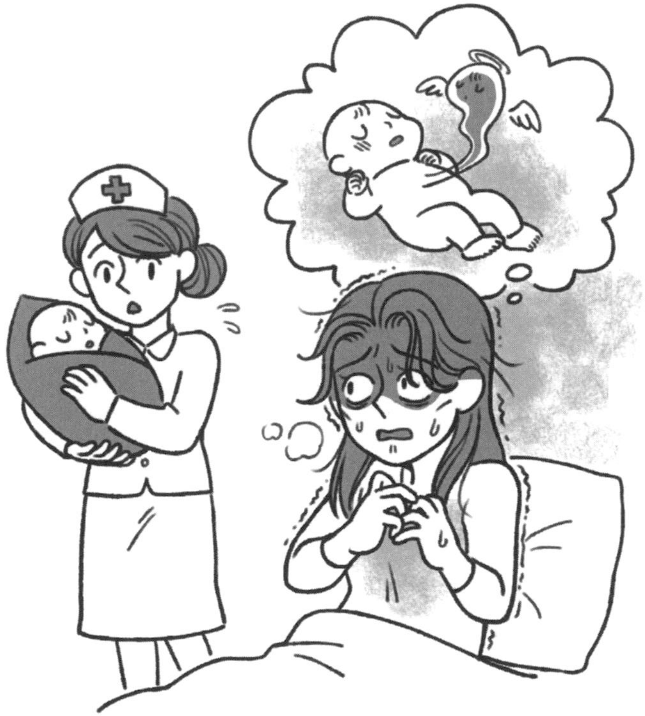

看到醫生、小孩會
不自覺發抖冒汗、心悸等……

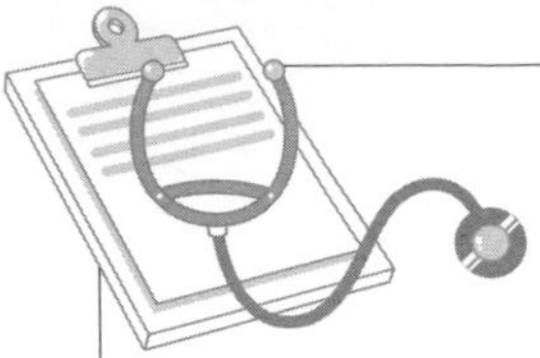

恐慌症自我檢測測驗

如果你有以下問題，請小心可能有罹患恐慌症的跡象，但確切的診斷還是要由精神科醫師評估較為完善。

恐慌發作的症狀是突然出現，通常十分鐘內會惡化到最嚴重的地步，然後再逐漸慢慢消失。下列的十三項症狀如果有四項以上，就很有可能已經達到恐慌發作的地步。

☐1. 心悸、心跳加速
☐2. 冒汗
☐3. 發抖
☐4. 呼吸急速
☐5. 感到快窒息
☐6. 胸口不適
☐7. 噁心、或腹部不適
☐8. 暈眩、頭重腳輕
☐9. 失去現實感或自我感
☐10.感到快要失去控制或發狂
☐11.覺得自己快要死掉
☐12.身體感到麻木或刺痛
☐13.寒顫或潮紅

恐慌症跟所謂的「驚慌失措」不同，它的強度超過一般人所能想像。恐慌症是一種相當戲劇化的疾病，發作非常地迅速。前一刻，患者可能還高高興興地看書、逛街或聊天，突然間恐慌就發作了，巨大的焦慮排山倒海而來，並伴隨著各種身體的不適，諸如：心悸、暈眩、發抖等，從發病到焦慮的最高峰，往往連十分鐘也不到，而由最害怕到恢復平靜，多半也不超過一個小時。

恐慌發作的人常會以爲自己中風了、心臟病發作、快要失控或死掉，然而一陣子過後，症狀會自動慢慢消失。但恐慌發作的症狀不只恐慌症才有，其他疾病也可能出現類似的症狀。

儘管如此，恐慌發作卻是相當嚇人，因爲它「來無影去無蹤」，彷彿身上綁了顆不定時炸彈，隨時都會爆發。

很多人不知道自己罹患的是什麼病，也看了很多不同的醫師，卻始終治不好，甚至有時連醫生也搞不懂爲何患者會有這些檢查不出的症狀。這個章節我們將會詳細的和大家介紹恐慌症這個疾病，讓大家能夠更深入地了解它。

任何年齡都有可能得到恐慌症

約百分之一到百分之四的人一生中曾經罹患過恐慌症，女性得到的機會約爲男性的二至三倍。任何年齡都可能罹患恐慌症，但發病的最高峰時期在成年早期，平均發病年齡約在二十五歲。近期有發現，離婚或分居的人有較高機會罹患恐慌症。

第一次恐慌發作通常都是無預警的，但久病成良醫，有些反覆發作的人會慢慢發現自己在某些特定的人事時地物，會比較容易誘發恐慌發作，比方說喝咖啡、飲酒、上台表演或情緒激動時，對於此類「情境誘發型恐慌發作」，就會嘗試去避免這些情境，但是，仍有相當比例的恐慌發作是無法

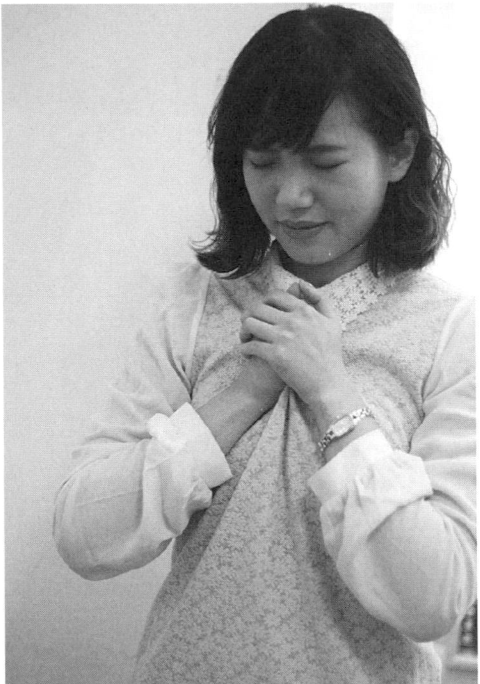

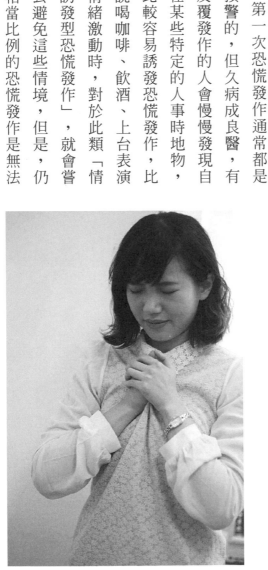

預期的。

由於症狀從出現到消失的時間都不長，一般在趕往醫院後，通常患者就已經沒事了，因此，常會有看過無數醫師或做過無數檢查，卻依然找不出原因的情況。這會讓患者擔心自己是否得到罕見或不治疾病的擔憂。

通常親友一開始時會跟患者一樣著急，四處尋求好醫生，但到後來可能就會慢慢覺得不耐煩，認為患者在裝模作樣，不少人會因此家庭失和，甚至連工作或人際關係也會受到嚴重影響。

不曾發生過恐慌發作的民眾，可能不容易感受到恐慌症的可怕，試想倘若自己三不五時就會無預警發作：開車開到一半發作可能會釀成車禍，公開場合上發作可能會讓你當眾出糗，甚至導致別人從此以異樣眼光看你，這樣還能安心度日嗎？

我眞的是恐慌症嗎？

你是哪一型的恐慌症？

每個人幾乎都有頭痛、心跳加速、發抖等經驗，其實這些症狀非常類似恐慌症，因此大多數人無法分辨自己是否有恐慌症，甚至以爲只是單純的「害怕」。想要釐清恐慌症，就必須澈底瞭解這個症狀。如果眞的發現自己有恐慌症的現象時，也別過度焦慮或害怕。事實上，全台灣患有恐慌症的人數大概有百分之一至百分之二，所以你絕非特例，更不是怪胎。

在臨床上，恐慌發作約可以區分爲「情境關聯型」、「情境誘發型」、「無預期型」。

情境關聯型

如果每次遇到特定事物，就會恐慌發作。如社交畏懼症的患者在上台演講時，會感到極度焦慮。這種恐慌發作是因爲特定情境引發，可以藉由迴避該情境來避免。患者知道只要自己不用上台演說，就不會發生恐慌發作。

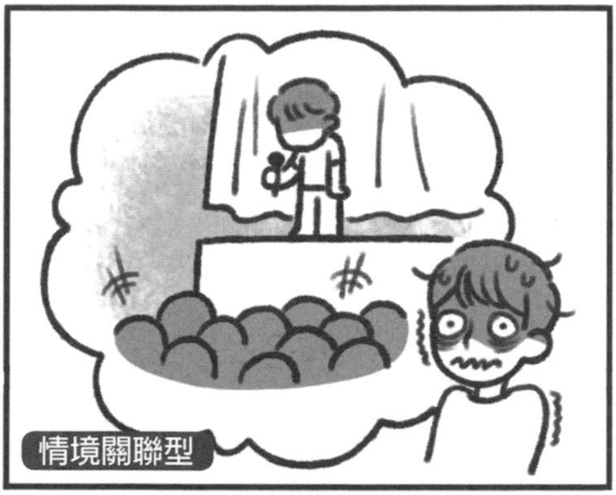

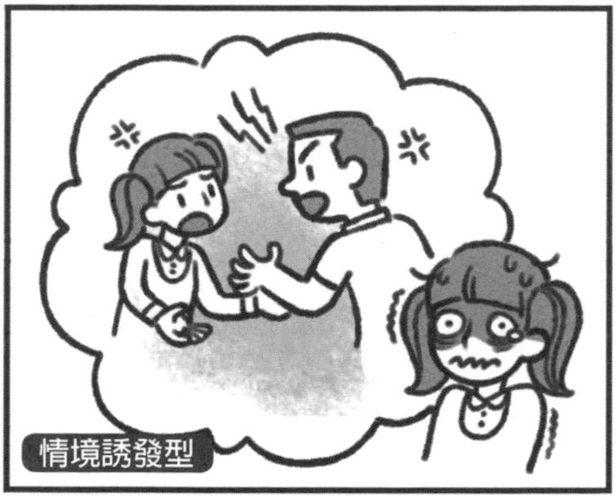

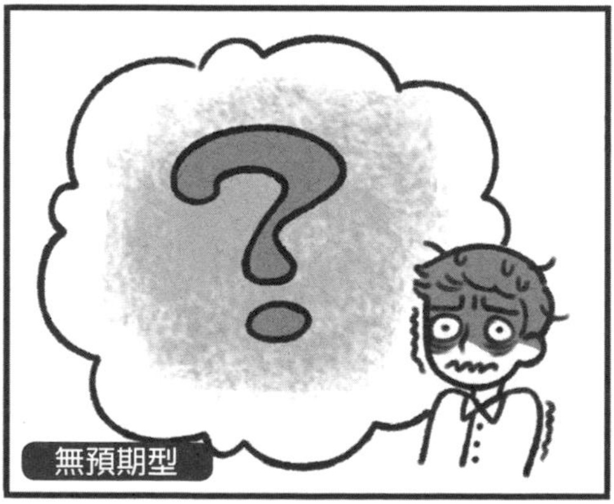

情境誘發型

患者接觸到特定情境，未必會恐慌發作，但發作機率會提升。和情境關聯型不同，情境誘發型是增加發作的機率，並不直接造成發作。

無預期型

這型恐慌發作是無法預期的，沒有跟特定的情境有關，隨時隨地都可能會發作。所以這類型的恐慌發作給人心理的壓力是最大的，也較嚴重。

連呼吸都會造成恐慌發作？

研究發現，有些因子可能會誘發恐慌發作，因此恐慌症的患者應該要避免以下這些因子，這類誘發因子很多，大致可分成下列幾類：

呼吸性誘發因子

包括二氧化碳、乳酸鈉、重碳酸鹽，這些因子的作用機轉會影響心臟血管的受器，將刺激透過神經傳入延腦，誘發恐慌發作。

神經性誘發因子

如咖啡或是一些藥物，它們可能會與腦中的神經傳導物質受器作用，誘發恐慌發作。

除了上述兩者，過去也有人懷疑心臟的二尖瓣脫垂跟恐慌發作有關。二尖瓣脫垂是一種心臟瓣膜的病變，因爲會造成心律不整及心悸，與恐慌症的症狀很像。因此早期醫學界曾提出理論，認爲恐慌症與二尖瓣脫垂有相關性，但後續的研究卻否定這樣的看法。至今仍沒有足夠的確切證據顯示出恐慌症跟二尖瓣脫垂有關。

恐慌症和遺傳也有關

爲了解開恐慌症的發生之謎，研究者提出不少假說，積極探索可能的病因，目前常見的理論分述如下：

自律神經

從過去的研究發現：恐慌症患者的交感神經比較容易興奮，對刺激容易反應過度，而刺激一再重複時，適應的速度和能力也比一般人緩慢。

影像學

然而光就交感神經病變不足以解釋恐慌症，研究者相信，恐慌症應該有潛在的腦部病變。一些以影像技術爲基礎的研究，發現跟恐慌症有關的部位是腦部的顳葉——尤其是海馬迴和杏仁核（Amygdala）的部位。磁振照影（MRI）顯示罹患恐慌症患者的右側顳葉有萎縮的跡象。

內分泌

目前發現罹患恐慌症的人，內分泌系統和構造都有異常的狀況。在內分泌系統方面包括了正腎上腺素（Norepinephrine）、血清素（Serotonin）以及γ-氨基丁酸（GABA），都被認爲跟恐慌症相關，其中以正腎上腺素影響層面最大。

遺傳因素

恐慌症有遺傳傾向。研究發現，一等親（如父母或子女）有罹患過恐慌症的人，他們罹患恐慌症的機率會比一般人高出四倍到八倍。機率雖然高，但恐慌症患者的一等親也有很多人並沒有罹患恐慌症，這顯示：遺傳雖然有其影響，但卻非絕對，它只是發病的部分原因而已，會不會發病，還得看是否有其他因素來決定，如心理壓力等。

社會心理因素

除了遺傳與生理的因素以外，社會心理因素對於恐慌症的發作有不小的影響，其中以認知行爲理論與精神分析理論兩者爲主。

＊認知行為理論

根據認知行爲理論，錯誤的認知是造成恐慌發作的原因。透過古典制約，患者把一些無害的中性刺激跟恐慌發作聯想在一起，以後只要出現這些中性刺激，就很可能會誘發恐慌發作。舉例來說，某人在地下道中經歷了第一次嚴重的恐慌發作，從此他只要一走進地下道，就會容易緊張，擔心再度發生恐慌發作。接著如果症狀持續惡化，他可能到地下室時也會擔心恐慌發作，到最後他什麼都怕，甚至連出門也不敢，深恐在外面發生恐慌發作。

＊精神分析理論

理論指出，恐慌之所以會發作，是因爲深藏在潛意識中的焦慮浮現出來。比方說如果一個人在小時候，經歷家暴或意外事故，這恐懼的感覺深藏在心中。直到某一天，在類似的情境讓他聯想起孩童時的恐懼，如此便誘發了恐慌發作。至於爲何到了某一天會突然發病？一種可能的說法是：某些心理壓力事件破壞了患者心理的穩定狀態，讓潛藏的恐懼浮現。儘管多數的恐慌症患者都否認有心理壓力事件，但進一步的探索卻證實：恐慌症患者在發病之初，同時存在有心理壓力事件的機率較高。

恐慌症會不會自己痊癒？

恐慌症會破壞患者的生活、人際關係、工作能力，憂鬱便是很常見的一種反應，自殺的機率也會提高，有些人會嘗試藉酒消愁或濫用藥物，導致酒精或藥物成癮。一般來講，若患者性格開朗、旁人支持度夠、發病前的社會資源較多與發病後及早治療，之後的改善程度會比較好。

恐慌症是一種慢性的疾病，要緩解不難，但復發的機率也不低。相關研究顯示：

- 約百分之三十至百分之四十的患者可以維持長時間不再發病。
- 約百分之五十的患者偶爾會有輕微的發作，但還不至於嚴重影響。
- 約百分之十至百分之二十的患者會持續反覆發作，生活飽受威脅。

恐慌症的治療方式有哪些？

恐慌症的治療可以分成藥物治療與非藥物治療兩大類，哪一種方式的治療效果比較好，目前仍沒有定論，但研究顯示，兩者合併使用時效果最佳。

合併藥物治療恐慌症

在治療恐慌症上所使用的藥物主要可以分成以下三大類：

- **安眠鎮定藥物**：短期用藥，效果快，但長期使用會有成癮風險。
- **抗憂鬱藥物**（**抗鬱劑**）：主要用藥，較不會成癮，但作用速度很慢，要有完整療效得花上好幾個禮拜。
- **其他**：如恩特來（學名：Propranolol）：可以改善心悸或是焦慮不安等部分症狀。

在實際的臨床使用上，針對每位病人不同的情況，醫生常會合併使用不只一種藥物，比方說利用安眠鎮定藥物來快速改善焦慮、痛苦和失眠，再配合抗鬱劑藥物長期使用，改善症狀並減少復發。等到整體的症狀以及生活品質改善穩定後，再慢慢地將安眠鎮定藥物

恐慌症

Q&A

膽子很小，遇到事情都會嚇哭或不知所措的人，就是恐慌症嗎？

　　一般來說不一定是，恐慌症常見的症狀就是在短時間內出現許多不適及惶恐的症狀，嚴重程度會讓患者非常不舒服，甚至因此覺得自己快發瘋、失控或是快死掉，而這個症狀「來去一陣風」，之後半小時內又自行改善，接受醫療檢查卻又找不出明確病因。

　　遇到很多事情會驚慌失措可能是由於害怕、驚嚇或無所適從，當這些事情消除後就會改善，其強度不一定會到恐慌發作，而且通常不會無預警自行頻繁發作。

停掉，倘若藥物停得太快，復發機率很高。

放鬆訓練能幫助消除恐慌

　　不管使用什麼藥物，如果能夠搭配一些非藥物的訓練，其實效果是會更好也更明顯的，以下我提出幾個對恐慌症病人較好的訓練法，好好做的話，相信會有些幫助的。

＊暴露法

　　暴露法（Exposure therapy）是治療恐慌症和懼曠症常用的方法之一，可以用來改善患者逃避的症狀。其中真實情境暴露法會比想像性的暴露法效果還要好，而暴露的情境跟實際狀況越相似效果越好，而暴露的次數越多，能維持的效果也越長，最好暴露到患者的焦慮已經消除爲止。

＊呼吸訓練

過度換氣是恐慌症常見的症狀之一。因此學習適當的呼吸技巧，對於改善恐慌症來說是有幫助的。

＊放鬆訓練

常見的放鬆訓練包

醫生小提醒

恐慌症有沒有預防的方法？

當然如果能「治好」恐慌症是最好的「上策」，但如果短時間內沒有辦法具體改善恐慌症的症狀，是可以先行用其他方式來嘗試改善。

如同前面所提，嚴重的恐慌症根本無法預期何時、何地，甚至為何發生，所以預防很難，但是基本上有部分的人是可以藉由一些降低平時生活的生理「交感神經系統」的方式可以適度的改善生活品質，（在人體內，粗略來說「交感神經」代表緊張或戰鬥，「副交感神經」代表放鬆和休息。）這些方式包括了氣功、冥想、改變生活步調和調適自我認知。

至於有些恐慌發作是可以預期的，比方說有的人在密閉空間很容易恐慌發作，這時候避開一些擁擠、封閉或是人潮眾多的環境，是個可以考慮的預防策略，只是如果要長期這樣生活其實也是相當苦悶，因此還是建議能藉由醫療協助來改善恐慌症的症狀。

括了腹式呼吸和肌肉放鬆練習等，詳細的放鬆方法，可以參考本書〈消除焦慮自己來〉。

根據研究統計，將近百分之四十七的患者在接受放鬆訓練後症狀會改善。但也有學者認爲，放鬆訓練的效果不及認知行爲治療，甚至還指出過早接受放鬆訓練，反而可能會讓認知行爲的治療效果下降。

＊認知行為治療

認知行爲治療是心理治療的一種，治療的重點在於改變患者的錯誤認知，與修正可能誘發焦慮的不適切行爲，此外還可以合併肌肉放鬆技巧及呼吸訓練來減少焦慮。

有學者統計，如果認知行爲治療合併了其他的治療，混合起來改善的比率可以高達百分之九十。但是如果患者本身有人格疾患的話，認知行爲治療的效果就較差。

認知行爲治療與藥物治療哪個比較好尚無定論，但有學者認爲，經認知行爲治療而改善的患者，復發機率低於藥物治療。

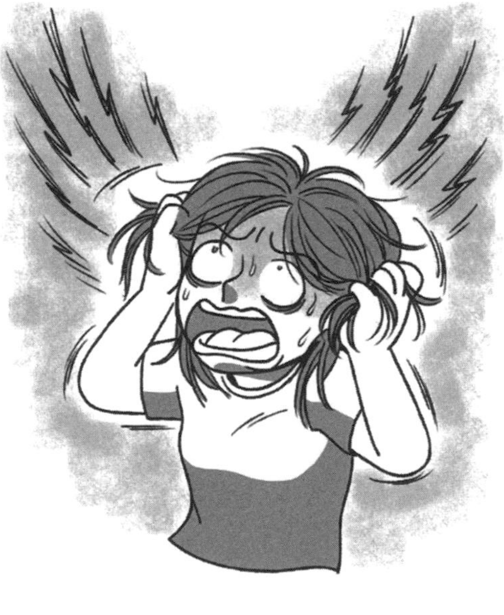

恐慌

無來由的一場悶雷　酷似
一台汲取不出水的幫浦
狠狠吞沒數百秒間的
呼吸

熱熱的臉是經常性的太陽
照著不定時的　恐慌

季節的脾氣是天外一筆的發響
拍打變化的時光

生命總是預設立場
反覆　現實之窗
暈眩成一幕幕
運動後的劇碼
如同
失戀後墜河的絕望

熱熱的身體是經常性的暖爐
孵育不定時的　恐慌

生活中的命運交響曲
交織
瀕死時的記憶

作者

朱道弘（筆名）

朱先生本身是位自由文學家，他也從不避諱公開自己是位思覺失調症患者。他不畏身心障礙而努力投入台灣文化創作，以及不顧自己貧苦而協助他人，是台灣當代的偉大鬥士。

PART 4

恐懼症

怕高、怕黑……什麼都可能怕的

二〇一三年六月的時候，《蘋果日報》曾報導，一位男子赴日本照顧罹癌的媽媽，並要帶媽媽返台以便照料，不料因有「幽閉恐懼症」，無法搭機而獨自滯日。雖然這位男子曾試著在搭機前先服用鎮定劑，藉著藥物使自已昏睡，再搭飛機返台，但最後還是因為身體不適而放棄。

最後這位男子只好先開車、搭船繞遠路到那霸，到了那霸後，本來想試著再說服自己上機，可是，當他一上飛機，立刻又臉色泛白、全身顫抖、情緒失控，最後只好再一次放棄搭機，改搭郵輪回到基隆。

這位男子的返家之途，因為害怕搭機的「幽閉恐懼症」，由原本搭機可到的短短幾小時，變成了迢迢三千公里，得花五十九小時才返台的遙遠路程，這就是典型「恐懼症」的可怕和無奈。

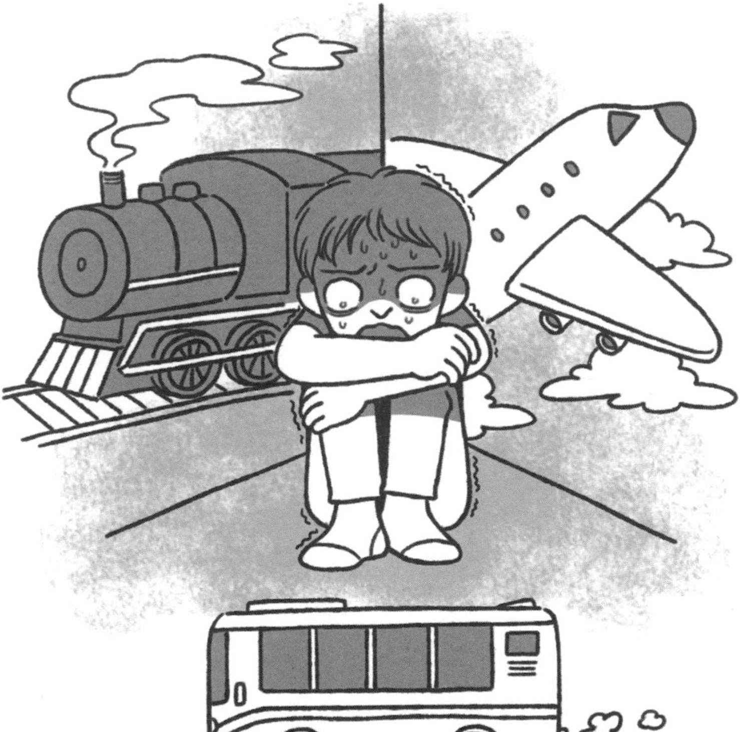

幽閉恐懼症

「恐懼症（Phobia）」也有人稱爲「畏懼症」，但首先要注意的是，這與前面章節所提到「恐慌症（Panic disorder）」是兩種不同的疾病，因爲中文名稱相近而容易混淆，我習慣以恐懼症稱呼。

恐懼症是值得一提的疾病，雖然它不像憂鬱症、躁鬱症、多重人格或恐慌症等心智疾患那麼「赫赫有名」，也因此常常被社會大眾所忽略，但其實恐懼症充斥著我們生活之中，而且絕大多數的罹患恐懼症的人完全不知道自己有這種疾病，還有部分明知己罹患的人，只因爲自己覺得不影響日常生活而沒有去就醫，因此，這種疾病便成了「潛藏性」的疾病，不能不提醒大家要小心。

到底什麼是恐懼症呢？要害怕到什麼程度，才是病呢？

比方說，你是否聽過有人自稱自己有「懼高症」？這群人不敢爬到太高的地方、怕過獨木橋、怕由大樓往下看、更不敢搭「雲霄飛車」、「自由落體」或「大怒神」等遊樂器材。另外，我在兵役體檢時曾遇到役男因「暈針」而昏倒，這些人一見到血就會昏厥，他極有可能罹患了「懼血症」。而懼高症和懼血症，其實都是屬於特定恐懼症中的一個次分類。目前精神醫學將恐懼症分成兩種，分別是「特定恐懼症」和「社交恐懼症」，後面將會有章節介紹這兩個疾病。

特定恐懼症

過度害怕特定的物品或環境。通常會害怕因此遭受到傷害或失控。比方說極度害怕搭電梯，會在電梯門關起後昏倒。

社交恐懼症

過度害怕特定社交場合，擔心會造成尷尬的情況或感到羞愧。比方說害怕在公開場合表演或致詞。

多少人得過恐懼症？

恐懼症是最常見的心智疾患之一，恐懼症的盛行率約百分之五到百分之十，女性罹病率比男性還高。雖然恐懼症這麼常見，但是其實很多病患都因爲症狀不嚴重，或者沒有影響到生活功能太多而未就醫，因此這統計數字恐怕還是被低估的。

為什麼會得恐懼症呢？

原則上，我們可以從行爲學、心理學和學習三個觀點來探討。

減少焦慮的能力

西元一九二〇年，美國學者Watson做了個實驗，他先給予動物一個中性的刺激（比方說給他看黃色的圖形），之後再給予該動物一個驚嚇的反應（比方說用尖銳物去刺牠），讓該動物感到恐懼，連續數次之後，這個一開始的中性刺激（黃色圖形），就變成會引起焦慮的刺激，成爲一種制約反應，就像是有名的「巴夫洛夫——鈴鐺與狗的實驗」。

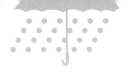

在典型的制約理論當中，只要這個行爲模式沒有被不斷強化或反覆施行，制約反應理論上會慢慢減弱。（比方說後來看到黃色會比較不害怕。）

但在患有恐懼症的病人身上，隨著時間流逝，卻看不到制約反應弱化的現象，甚至一直在沒有明顯強化因子的狀況下，制約反應依舊持續好幾年。學者爲此提供了一個可能的行爲學理論：焦慮是人類用來逃避傷害的一種情緒機制。而人類會在某種情境下，學習到如何避開會誘發焦慮的可能因子，這種逃避的行爲，可以減少焦慮的產生，所以就某種程度來說，本身「減少焦慮的行爲」就是種強化因子，才讓制約反應持續存在。

潛意識恐懼事件一直未解決

有學者認爲，恐懼是焦慮到達極限的表徵，而佛洛伊德認爲焦慮是一種訊號，是潛意識想告訴自己心底有個被壓抑的慾望，這慾望可能跟孩童時期的心理衝突或爭執有關。也就是說，恐懼症的源頭是來自孩提時期的某個事件，該事件一直留在潛意識中未被解決，進而在未來引發焦慮，甚至發展成恐懼症。

家族成員間的相互學習

另外也有學者認爲，恐懼症也可能是來自於家族成員間的相互學習，比方說如果母親一看到蟑螂就會恐慌和尖叫，也不斷告訴女兒蟑螂多麼可怕，那女兒耳濡目染之下，未來也可能會跟母親一樣，對於蟑螂特別感到害怕以及恐懼。

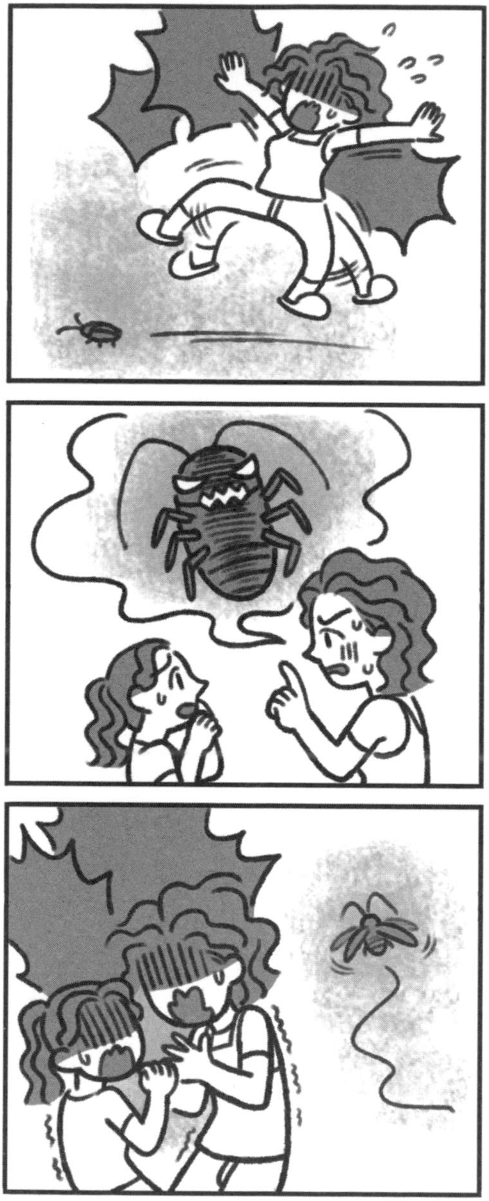

特定恐懼症

特定恐懼症其實相當常見，患者會針對特定的事物有異常的恐懼，常見的害怕對象包括了特定環境、血液、打針和傷害等都很常見。

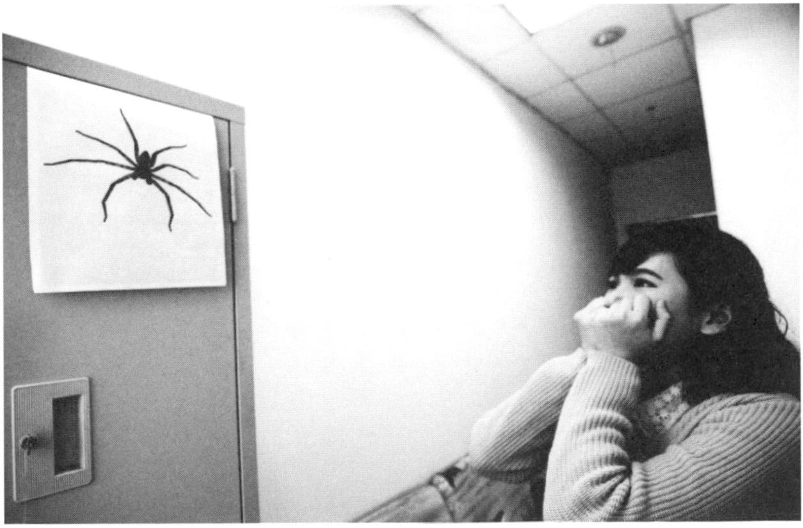

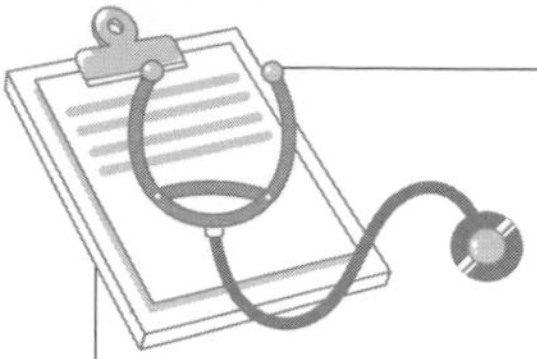

特定恐懼症自我檢測測驗

如果你有以下問題，請小心可能有罹患特定恐懼症的跡象，但確切的診斷還是要由精神科醫師評估較為完善。

- □針對特定物體或情境（如在高處、看見動物、被打針或看見血等），有明顯過度或不合理的持續害怕。
- □暴露於畏懼的物體或情境後，幾乎必然會引發焦慮反應，且是立即發生的。
- □能理解自己的害怕是過度或不合理。
- □會逃避所害怕的刺激，或是懷著強烈的焦慮或痛苦忍耐著。
- □針對所害怕刺激的逃避行為或身處其間的痛苦，已經嚴重干擾到正常生活、職業（學業）功能或人際關係；或對此恐懼症感覺十分苦惱。

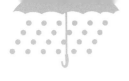

特定恐懼症的分類

特定恐懼症的害怕對象包括了特定環境、血液、打針和傷害等都很常見，機率由高至低分別是特定動物、風暴雷電、高度、疾病、傷害及死亡。

害怕類別	舉例
動物型	蛇、昆蟲、蜘蛛
自然環境型	颱風、懼高、水、打雷、地震
血、注射、受傷型	血、針筒注射、受傷、醫療手術
情境型	搭大眾交通工具、進隧道、進電梯、搭飛機、密閉空間
其他型	怕噎到、怕被傳染、大聲噪音

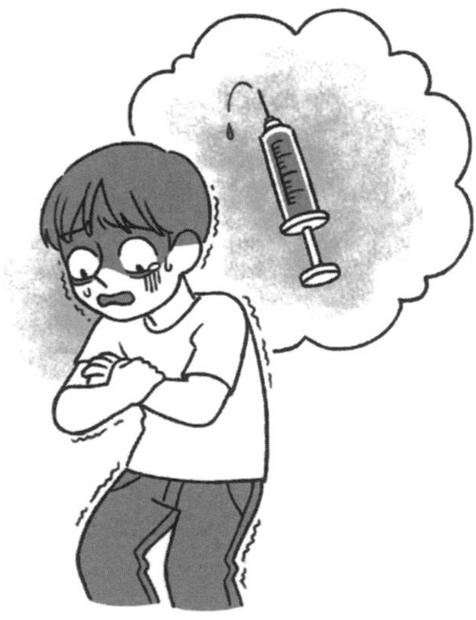

特定恐懼症是女性常見的心智疾病

特定恐懼症比社交恐懼症更常見，是女性最常見的心智疾病。而在男性，則是第二常見的心智疾患（第一常見的是物質使用相關疾患，如酗酒）。女性罹患特定恐懼症的比例（百分之十三點六至百分之十六點一）約是男性（百分之五點二至百分之六點七）的兩倍。最常發作的年齡是五至九歲，但情境型的特定恐懼症，比較常在二十多歲發作。

然而，因爲特定恐懼通常不會導致嚴重的傷害，只有少數的人會眞正尋求治療。這些恐懼的類型在男性和女性的好發率上大致相等。動物恐懼症在女性族群中比較常見，而疾病恐懼症則較常見於男性族群。

有針對性的特定恐懼症

特定恐懼症跟恐慌症不同的是，特定恐懼症不是不自主的恐慌發作，也不是害怕恐慌發作，而是針對某一種特別的物體或情境感到恐懼。患者在直接暴露在害怕的物體或情境下會引起類似恐慌的反應，這種害怕和逃避的現象會嚴重到足以影響你的生活作息、工作和人際關係，而導致極大的痛苦。即使你知道這種恐慌反應是不合理的，但是特定恐懼症仍會帶給你極大的焦慮。

常見的特定恐懼症例如：

- **動物恐懼症**：包括害怕和逃避蛇、蝙蝠、老鼠、蜘蛛、蜜蜂、狗和其他動物。通常這些恐懼從小時候就開始，而且在當時被視爲正常，只有當恐懼持續到成人階段且攪亂你的生活或引起極大的困擾時，才被歸類爲特定恐懼症。
- **懼高症**（**Acrophobia**）：如果你有懼高症，你會害怕高樓，或害怕在山頂、山丘或高橋上。如果出現在這些情境下，你可能會暈眩或有想往下跳的衝動，通常會感覺有股外力將你推向懸崖邊。
- **電梯恐懼症**：這種恐懼意指害怕纜線會斷掉然後電梯會墜毀，或害怕電梯會卡住然後你被困在裡面。
- **飛機恐懼症**：最常指的是害怕飛機會墜機。或者，它是指害怕機艙失壓，讓你窒息。近來，害怕被劫機或被炸彈攻擊變得更常見，飛行時，患者有可能會恐慌發作。害怕搭飛機是一種非常常見的恐懼，大約有百分之十的人絕對不搭飛機。另外，約有百分之二十的人會在搭機時感到極端的焦慮。

- **閃電或打雷恐懼症**：通常對打雷和閃電的恐懼始於孩童時期，當此種恐懼持續到青少年期，就可以被歸類爲特定恐懼症。
- **血液——注射恐懼症**：這種恐懼很特別，當看見血、打針疼痛或不小心受傷，就可能因此而昏倒（比恐慌更嚴重）。有血液——注射恐懼症的人在其他身心理層面都是健康的。
- **疾病恐懼症（Illness Phobia）**：通常這種恐懼指的是害怕罹患特定疾病，像心臟病或癌症。有了疾病恐懼症，你會一直想從醫師口中得到保證，和避免所有可能會讓你聯想到可怕疾病的情境。

如果小時候有遭受特定事物所造成的極大恐懼，當時沒有妥善處理，未來長大後有可能會演變成特定恐懼症（如意外事故、天然災害或疾病）。另外，如果幼兒重複觀察到父母其中一方對於特定事物有極大的恐懼反應，之後也可能會讓孩子演變成特定恐懼症。

綜合方式治療比單一治療法好

特定恐懼症的治療主要以非藥物治療爲主，藥物爲輔。目前研究認爲利用綜合方式治療的效果會比採用單一治療方式還好。

系統減敏法（階層暴露法）

系統減敏法由古典制約理論發展而來，是目前針對特定恐懼症患者採行最廣的行爲療法之一。

系統減敏法是藉由漸進的方式，讓患者先學習放鬆，之後再有計畫地讓患者逐步面對所恐懼的事物或情境，逐步克服各個難關。

通常患者經由治療師協助，想像特定的情況與情境。由較不可怕的情境，漸漸到最恐怖的情境。在過程中，患者的緊張度與焦慮度會逐步提高，甚至可能會有情緒和動作上的反應（如發抖與哭泣）。但治療師會適時讓患者停止想像並放鬆，讓患者不再緊張，之後治療師再指導患者進行下一步驟的焦慮情境。

治療師會分析引起焦慮行爲的刺激，建立焦慮情境的階層，然後教導當事人配合想像的影像去練習鬆弛的方法。引起焦慮的情境在想像時會從威脅最小的漸增到威脅最大的，並且焦慮的刺激配合鬆弛訓練會重複出現，直到刺激與焦慮反應之間的聯結關係消除爲止。其三個基本步驟爲：

以一位車禍過，對於車子特別恐懼的民衆為例

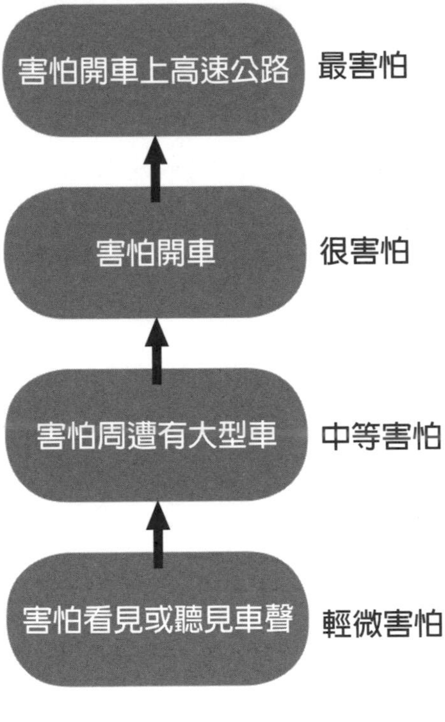

1. 放鬆訓練
2. 訂出焦慮階層表
3. 進行系統性逐步減少對焦慮敏感的程序，先嘗試在放鬆、感受到安全與安心的狀況下，先聽或看與車子相關的事物，等到不焦慮的時候，開始嘗試在治療師的陪伴下走到馬路旁，體驗旁邊有車的狀況。以此類推，當焦慮和害怕逐漸適應後，再往下一梯更難的焦慮階層嘗試挑戰。

洪水治療法

洪水治療法（Flooding therapy），屬於較激烈的治療方式，通常會由治療師呈現最容易引起患者焦慮的眞實事物或是情境，呈現方式可以是想像、眞實（In vivo）或是虛擬實境。洪水治療法會讓患者的焦慮瞬間達到巔峰，訓練患者對於焦慮的耐受性，等到適應之後，同樣的事物或情境就不容易引發強烈焦慮，治療的療程要持續到焦慮完全消除爲止。

部分研究指出，藉由眞實事物或情境去引發患者產生焦慮，治療效果會比想像或虛擬的方式還好。

另外因爲洪水治療法並不像系統減敏法一樣循序漸進，也沒有搭配放鬆訓練，不是每位患者都一定適合，也有可能會造成心理創傷，因此要審愼評估與應用。

眼動身心重建法

眼動身心重建法（EMDR）是種較新的治療方式，起初主要是用來治療創傷後壓力症候群（PTSD），後來部分學者發現，EMDR也可以用來改善特定恐懼症患者的症狀及逃避行爲。但是也有學者持反對意見，認爲治療特定恐懼症應該先以暴露法爲主。（關於EMDR的介紹，請見本書第56頁。）

認知治療

目前臨床治療上，大都合併行爲治療以及認知治療，很少單獨只用認知治療。認知治療（Cognitive therapy）的理論認爲，任何會提高焦慮的認知都需要修正。比方說當患者面對害怕的情境時，教導患者學習冷靜，重新評估狀況與歸因，將易感到焦慮的錯誤認知修正，建立一個較健康的新觀念。

藥物治療

目前臨床治療上並沒有針對特定恐懼症的的藥物。至於特定恐懼症造成的焦慮、逃避與不適，部分醫師認爲可以短期開立安眠鎮定藥物來改善症狀，但是目前沒有明確證據支持長期使用藥物。

特定恐懼症 Q&A

怕蟑螂、怕打雷、怕吃某一樣食物就是特定恐懼症嗎？有沒有程度上的差別做判定的標準？

恐懼是人類躲避災害的反應，因此害怕特定事物可能是源自於古老祖先對於有害事物的記憶與習慣，比方說害怕蟑螂可能是避免被感染或是離開骯髒環境；怕打雷可能是避免被雷擊或是雷擊導致的火災；怕某種食物可能源自於過去吃這種食物有上吐下瀉或過敏，這些都是可能的正常反應。

但是特定恐懼症的恐懼不同，它的恐懼旁人覺得有點不合理或「太超過」，以及必須造成生活或功能上的明顯痛苦或影響。（比方說因害怕搭電梯而無法到有電梯的公司上班。）

PART 5

害怕和人相處的社交恐懼症

小英在班上功課一直很好，是模範生也是班長，剛好校內要舉辦代表全班參加校內演講比賽，導師便選她代表參加。從那天開始，小英每天都在練習，希望自己能夠為班上爭取到好的名次，甚至能有機會代表學校去參加全國的演講比賽。

可是也不知道是不是求好心切導致壓力太大，比賽當天，小英一站上演講台時，竟然一個字也說不出來，反覆練習到幾乎會背的演講稿，無論怎麼努力、用力的去想，也還是想不起來，腦袋裡一片空白，當場淚灑講台。

從此以後，小英就有了很大的轉變，以前活潑多話的她，現在只要遇上必須上台自我介紹或演講時，就會出現臉紅、發抖的症狀，而且會想盡理由推託逃避，甚至將與陌生人交談視為畏途，導師發現了小英的狀況，便和她的父母連絡，希望能夠儘快帶小英去就醫，以免情況越來越嚴重。果然，經過醫師的詳細診斷，發現小英罹患的正是「社交恐懼症」。

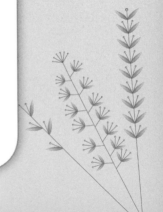

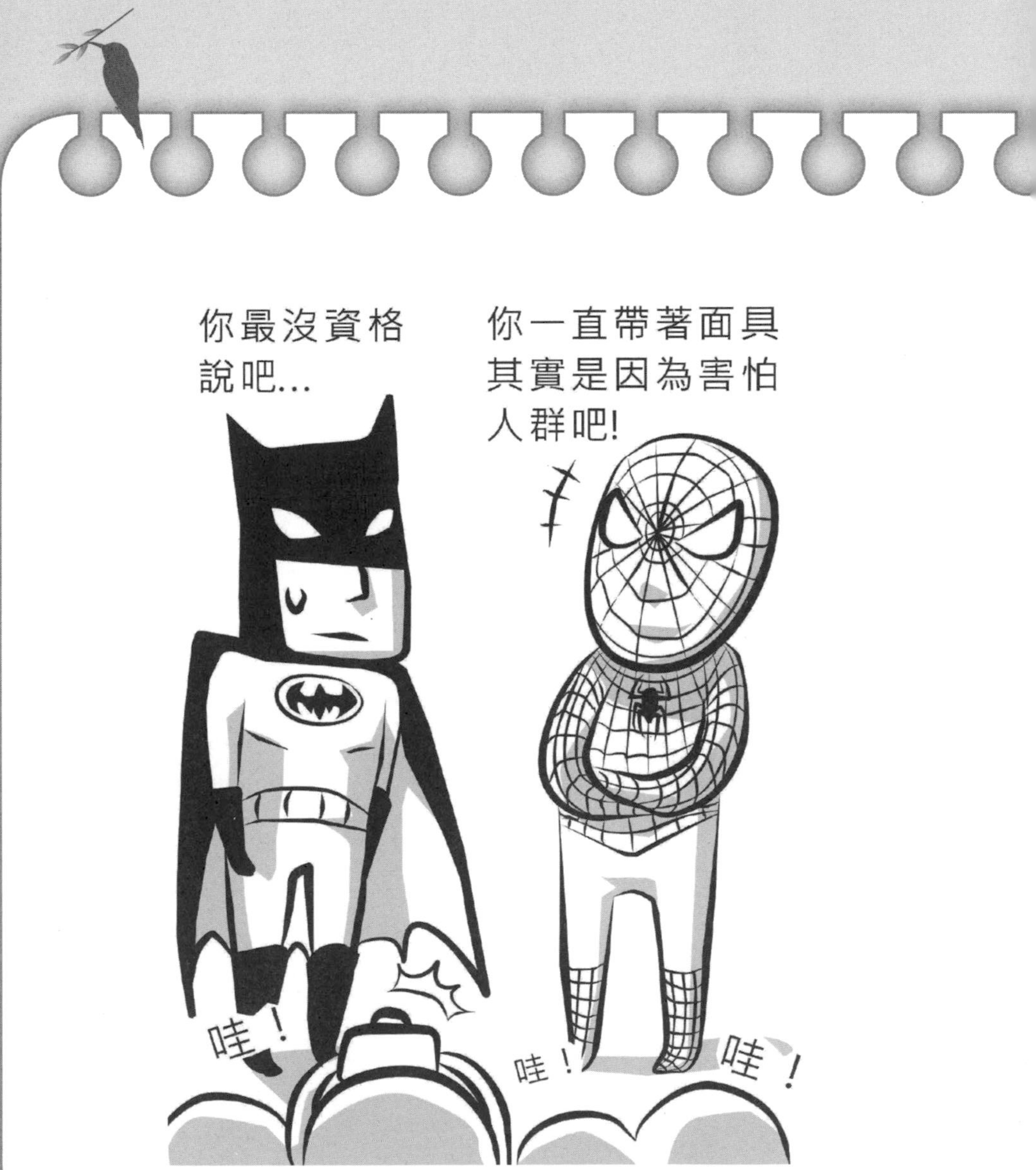
你一直帶著面具
其實是因為害怕
人群吧!
你最沒資格
說吧...
哇!
哇!
哇!

社交恐懼症

社交恐懼症是一種對社交或公開場合感到強烈恐懼或焦慮的疾病，甚至到了台上會發抖、心悸、臉紅、冒汗、心跳加速、頭痛、暈眩、胸悶、或呼吸急促等。公開講話是最常見的社交情境，其他常見的社交情境包含開會、聚會、與陌生人交談等。

一般人或稍微害羞的人對參加聚會或公開場合的事多會感到輕微緊張，但並不會太影響到正常的出席或表現，然而社交恐懼症的患者會擔心且持續的恐懼，害怕自己的行爲表現會出糗或被別人放大檢視，因爲無法忍受這些焦慮，甚至躲在家裡不敢出門或到公開場合。

青少年時期最常發作

社交恐懼症的病因相當複雜，迄今尚未完全被了解，但研究發現，如果一等親中有人

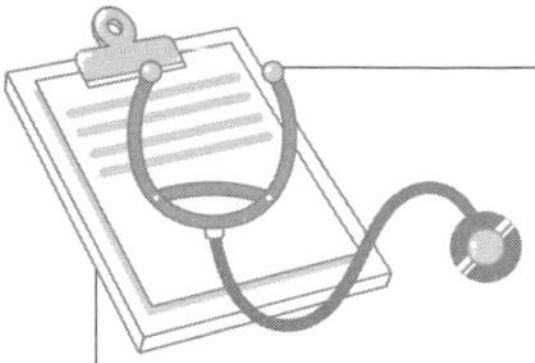

社交恐懼症自我檢測測驗

如果你有以下情況，請小心可能有罹患社交恐懼症的跡象，但確切的診斷還是要由精神科醫師評估較為完善。

- □對社交情境有明顯過度或不合理的持續害怕。（如與不熟悉的人相處；害怕自己因行為失當導致被羞辱等。）
- □暴露於社交場合幾乎一定會引發強大的焦慮反應。
- □能理解自己的害怕是過度或不合理。
- □會逃避所害怕的刺激，或是懷著強烈的焦慮或痛苦忍耐著。
- □針對所害怕刺激的逃避行為、預期性的焦慮或身處其間的痛苦，已經嚴重干擾正常生活、職業（學業）功能、人際關係，或已經對此恐懼症感覺十分苦惱。

罹患社交恐懼症，那罹患社交恐懼症的機率就會是一般人的三倍。另外同卵雙胞胎同時罹病的機會，也會比異卵雙胞胎還高，這說明了社交恐懼症跟遺傳、基因有著一定程度的關連性。

此外，女性比男性容易罹病，最常發作的年齡是在青少年時期，且終生盛行率約百分之三至百分之十三。

了解是最好的治療方式

患有社交恐懼症的患者，在跟別人相處時會感覺到焦慮。但是每個患者所擔心的情境和對象都因人而異，因此要改善社交恐懼症，必須先了解患者本身害怕與人接觸的前因後果，以及背後可能潛在的影響因子。一般來說，治療社交恐懼症也是採用非藥物的治療方式爲主軸，其中包含了放鬆訓練以及認知治療。

對事物的認知決定情緒和反應

在我們學習認知治療之前，要先知道，事實上並沒有特定的事物會直接引發人們害怕或悲傷的感覺，而影響的主要因素其實是人們自己的觀點與認知。在「非洲賣鞋」、「莊子喪妻卻鼓盆而歌」和「塞翁失馬」等故事中，我們可以看出，同樣的一件事情，有人會用正面積極的眼光來看，有人則以悲觀消極的態度來面對，因此認知治療主要是希望改變這些錯誤的認知，藉此改善社交恐懼症患者在人際互動上的困擾。

所以再次強調，「我們對於事物的認知方式，會決定我們的情緒和反應。」而認知方式會受到下列幾項因素的影響：

1. 過去相似情境裡的經驗。
2. 人格特質，包括我們的人際關係敏感度、對自己的感覺和想法。

別過度在意別人的看法

罹患社交恐懼症的患者，常過度悲觀或做了不符合現實的推論，導致自己的人際關係與社交功能因此受到影響。但要改變認知方式，需要患者主動積極的參與，才能達到治療的良好效果。

社交恐懼症最常見的情緒反應是焦慮，在人類發展初期，當時因爲生存環境嚴苛，人類要同時面對惡劣環境以及洪水猛獸，因此生存要仰賴部落群體的認同，所以社交行爲若被群體所排斥，患者極有可能會遇到生存上的困難，焦慮便因此而生。

社交恐懼症的焦慮也能視爲「過度在意別人的看法」，若患者能夠更了解自己的狀況以及發現自己錯誤的認知方式，那已經踏出改善的第一步。

重複焦慮情境直到焦慮消失

與治療特定恐懼症的系統減敏法相似，系統減敏法藉由漸進的方式，讓患者先學習放鬆，之後再有計畫地讓患者逐步面對所恐懼的事物或情境，逐步克服各個難關。

逐漸降低焦慮和害怕

洪水治療法（Flooding therapy），是治療師讓患者瞬間暴露於恐懼的事物之中，就如同洪水般一股腦兒襲來，治療師有時候會使用較爲誇大的描述，刻意激發患者的緊張情緒，但隨著時間一分一秒過去，他們會發現這些可怕的事物，實際上並沒有想像中的可怕，進而逐漸降低焦慮和害怕。洪水治療法的步驟中，沒有像系統減敏法一般利用循序漸進的放鬆訓練與建立忍受梯度。

預期性的焦慮可預先服藥

服用適當的抗憂鬱藥物、安眠鎮定藥物或是其他可以緩解緊張或焦慮情緒的藥物，都是可以考慮的改善方案。比方說對於應付即時或可預期性的焦慮，可以考慮服用一顆贊安諾（Xanax）或恩特來（Inderal）等。

藉人際互動達到改善的目標

團體治療法能夠藉由團體的人際互動，促使患者透過觀察、學習、體驗和認識自我，達到改善的目標。在恐懼症的團體治療中，可以綜合使用暴露療法、社交技巧訓練、認知行爲療法來進行治療。

在團體治療過程中，團體成員得到支持、接納、被允許、被理解、被諒解、被尊

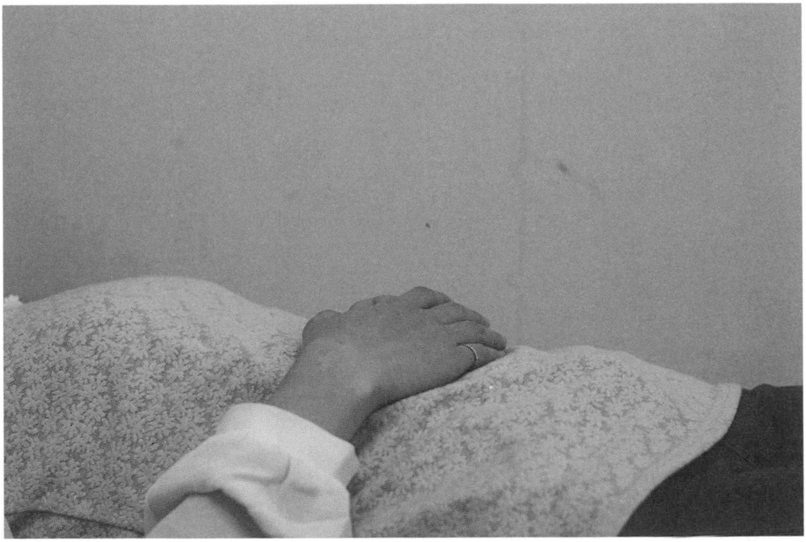

重、被愛，讓團體每位成員對自己的社交能力有一個新的認識，大多數恐懼症的患者通過團體治療能改善不少。團體治療法有幾個優點：

1. 爲每位患者提供一個安全、信任的環境，讓每位患者安心接受治療。
2. 在團體中，藉由患者間的相互支持、理解、接納包容，團體成員很容易發現自己的問題，進而調整自己。
3. 團體本身也是一個小社會，每位成員在團體中的改變，能夠很容易帶到現實生活中去，從而提升生活的品質。
4. 相對於患者一對一心理治療的高昂費用，團體治療較多人參與，花費也較少。

減緩呼吸術減輕焦慮

部分學者認爲，呼吸的速率如果比需求的程度還高，會引發焦慮的感覺，「過度換

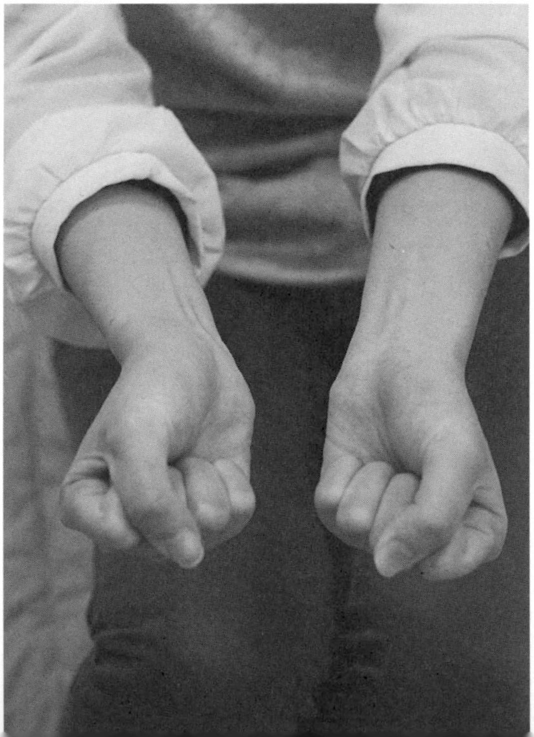

氣」就是一個例子。而減緩呼吸技術會讓你的呼吸速率盡量控制在每分鐘十次。一開始練習的時候，最好準備一個手錶，一開始先做一下中等程度的深呼吸，先不要吐氣，憋住大約五至六秒，心裡想著「我要放鬆」，接著慢慢的把氣吐出來。之後的吸氣和吐氣大概控制在各三秒，如此反覆練習，控制練習在一分鐘呼吸十次左右。下一分鐘的一開始再度深吸氣後，憋住五至六秒後慢慢吐氣。之後再接著反覆練習。建議每天做四次，一次五分鐘，慢慢的就會越做越順手，變成一種會自動放鬆的習慣。在焦慮的時候就可以很快冷靜下來。

但是有時候在一些焦慮度突然升高的場景，可能來不及或也沒有辦法使用減緩呼吸技術，這時候可以先使用「暫停法」，先行到另外一個安靜的地方，使用減緩呼吸技術。

漸進式肌肉放鬆訓練

這裡的肌肉放鬆訓練指的是「漸進式肌肉放鬆訓練」，需要透過反覆練習才能精準掌握住的技巧。

漸進式肌肉放鬆法乃是先藉由繃緊某塊肌肉七至八秒，但要請注意不要用力過度反而造成肌肉受傷，體驗肌肉在這緊張狀態下的感受，接著很快地放鬆肌肉，體驗肌肉放鬆的感覺，放鬆約持續三十至四十秒。同塊肌肉可以做兩次放鬆訓練。每次練習大約十五至二十分鐘不等，視所訓練的肌肉數目而定。

一般會練習的肌肉包括了手掌、手臂、手肘、前額、眼睛、鼻子、下顎、嘴巴、頸部、肩膀、胸部、上背部、臀部、大腿、小腿、腳掌和腳趾等。

在學習肌肉放鬆法時，建議大家自己建立一個適當的放鬆順序來練習，等到駕輕就熟時，放鬆訓練能夠使全身肌肉都得到一個良好的放鬆狀態。利用肌肉放鬆訓練，我們除了可以藉此了解身體哪塊肌肉較常處於緊繃的狀態，也可以藉此體會到肌肉緊張與放鬆時的差別。

講話結巴與社交恐懼症？

講話結巴與社交恐懼症沒有直接相關性，但是大家可以想像，如果一位講話會結巴的人，在公開場合說話很容易引起他人嘲笑，因此之後他可能會對於在公開社交場合說話感到害怕，嚴重的可能就會演變成社交恐懼症。

對於結巴，我粗略地將結巴分成兩類：

- **生理構造性問題**：不管當下的情緒如何，這類型的民眾講話就是會結巴。因此他們要面對的是如何讓自己的結巴改善（如發音方式、手術或講話速度），並且學會不要太在意他人的嘲笑眼光。我就認識了一位醫學界的前輩，儘管講話結巴，但由於他講話深具內容、態度誠懇且有醫者風骨，目前已經是醫界的權威了。
- **與情緒或緊張程度有關連性的結巴**：這類型的民眾結巴主要與緊張、焦慮等情緒有關，這類型的民眾首先要想辦法改善的是學習如何控制自己的情緒，進而避免結巴出現的頻率。

PART 6

永遠有擔不完的心：廣泛性焦慮症

黃先生每天都活在焦慮的狀態之中，他上班時會擔心自己做不好被老闆開除，吃飯的時候擔心吃多會高血脂，想到小孩子又擔心小孩子在學校被別人欺負，下班的時候又擔心自己會出車禍，回到家又擔心明天工作會做不完，儘管有時候黃先生也知道自己這些擔心是過度的，但是他總忍不住會擔心了起來。

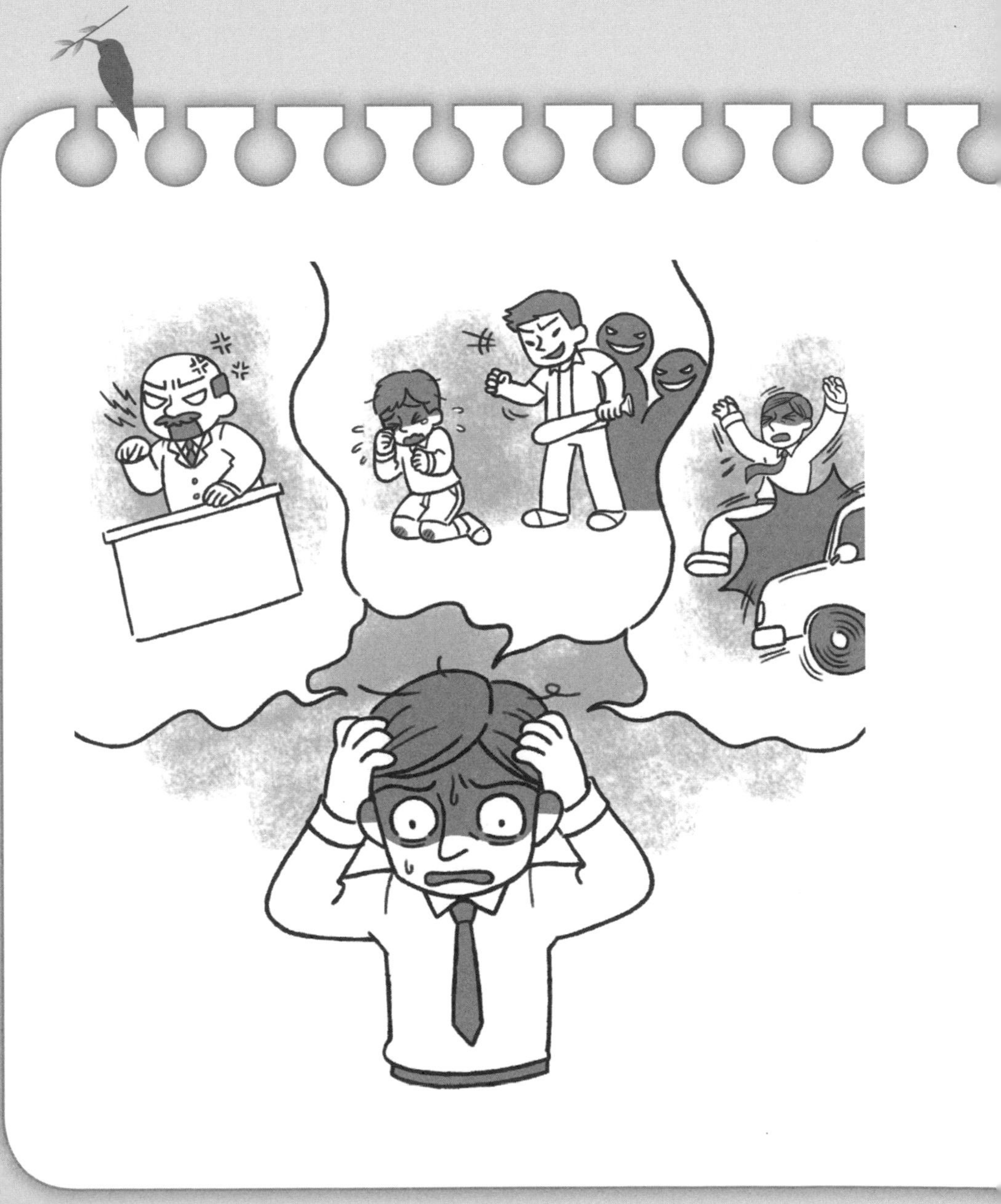

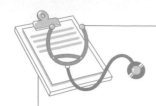

廣泛性焦慮症自我檢測測驗

如果你有以下問題，請小心可能有罹患廣泛性焦慮症的跡象，但確切的診斷還是要由精神科醫師評估較為完善。

□對於生活或工作事物有過度的擔心以及焦慮，並且很難控制這些焦慮，持續時間必須達六個月以上。

□有以下三項以上的症狀：

（1）坐立難安或是一直感到煩躁

（2）容易疲勞

（3）注意力難以集中或常常腦中一片空白

（4）易怒

（5）肌肉緊張

（6）干擾睡眠

□這些焦慮、擔心或身體症狀，讓病患相當焦慮或憂鬱，或因此影響到生活功能。

廣泛性焦慮症是相當常見的心智疾患，症狀與一般人口中的「焦慮症」相似。

廣泛性焦慮症的患者，可以用俗語說的「擔心東、擔心西」來形容，這些患者的擔憂，常像流水般飄無定向，他們的焦慮沒有特定的對象或情境，而是廣泛性的擔憂許多事物，甚至會在生活的各個層面都會發生。而這些擔心與焦慮，可能會伴隨著一些身體或行爲的症狀，比方說：心悸、坐不住、頭暈、失眠、全身緊繃、注意力分散、疲憊或頻尿等，那這個人很可能已經有廣泛性焦慮症的相關症狀。

有百分之五至百分之八的人得過廣泛性焦慮症

女性的罹病人數約是男性的兩倍。平均來說，約有百分之五至百分之八的民眾曾經罹患過廣泛性焦慮症。發病年齡很廣泛，但通常集中在青春期晚期或成人早期，很少在青少年以前發病。而各年齡層擔憂的事情不同，青少年階段較容易擔心學校課業、人際關係或活動比賽、導致過度守規矩、完美主義、缺乏自信、具嫉妒心、需要較多別人的肯定；成年人則比較會擔心家庭幸福和健康；老年人比較多擔心安全或健康問題，譬如或擔心記憶力變差等問題。

而廣泛性焦慮症的病程通常會慢性化，要完全緩解並不容易，如果沒有妥善治療，長期下來可能會會影響患者身心。

通常罹患廣泛性焦慮症的患者，也有較高的比例罹患憂鬱症。

再小的事也會擔心、緊張

廣泛性焦慮症主要症狀是對許多事情過度焦慮及擔憂，容易慌亂緊張，患者經常會過度擔憂生活上的小事，如工作、健康、財務、家人或意外等，常會胡思亂想或抱怨，有時會擔心某件事，但過一段時間後，可能換成擔心別的事。這種焦慮及擔憂的程度通常會遠大於事件本身應該帶來的壓力，甚至造成當事人難以控制其焦慮，進而干擾其情緒、作息、注意力及行為能力。

讀者可能會聯想到許多生活周遭的親友，這是因為廣泛性焦慮症的確是常見的心智疾患。即使是微不足道的小事，也能造成患者坐立難安。

發病的原因還不是很確定

廣泛性焦慮症的發病原因一直到現在都還沒有十分清楚，目前大多數的專家都認爲可能和遺傳、環境，以及生長過程都有一定程度的關係。

生物學

關於廣泛性焦慮症的生物學病因探討，目前尚未完全了解。根據現有的研究指出，廣泛性焦慮症與人體內的內分泌GABA（γ-氨基丁酸）及血清素有一定的關聯性。關於GABA的研究中發現，廣泛性焦慮症的患者，血小板以及淋巴球表面的GABA受器處有結合較少的情形，因此這些患者容易感到莫名的焦慮與不安。關於血清素的研究中發現，廣泛性焦慮症的患者，他們在腦中特定部位的血清素濃度較低，而血清素過低有可能會出現憂鬱或不快樂的反應。

心理動力學

在心理學的病因學研究中，有學者認爲廣泛性焦慮症患者的人格特質，在面對壓力時，會有適應不良、憂鬱或是特殊身體不適的反應。也有學者認爲廣泛性焦慮症患者是由於心中有長期的內在衝突導致。

- 根據佛洛伊德的理論，廣泛性焦慮症可能與兒童時期有未解決的焦慮有關。
- 根據客體關係理論，廣泛性焦慮症可能跟孩童時期父母過分嚴厲，導致患者總是恐懼不好的事物會發生有關。但是如果父母過分保護，患者也可能會害怕失去美好的事物。這些心中的長期焦慮，內化之後延續到成年，便可能造成廣泛性焦慮症。
- 認知行爲理論來看：廣泛性焦慮症之所以會發生，就是人們的錯誤認知所致。人們只看負面的消息，忽視正面的訊息，貶低自己解決問題的能力，高估問題的嚴重性，再經過制約反應，日常生活中每件事都變成了具有誘發焦慮的「線索」，患者自然長期處於驚恐狀態。而精神動力學說則相信：這樣的焦慮來自內在衝突，患者因爲衝突過大，而自我又無法解決，只能讓龐大的焦慮流入意識，自然造成廣泛性焦慮症。

腦波

根據睡眠腦波圖可以發現，廣泛性焦慮症患者的睡眠容易中斷，而在第一期、第四期和快速動眼期睡眠（REM）階段的時間較短。另外，這些異常的睡眠腦波，跟憂鬱症患者的腦波類似。

減少誘發焦慮症的事物

廣泛性焦慮症的治療跟其他焦慮疾患類似，目前對於廣泛性焦慮症最有效的治療方式是同時使用藥物治療與非藥物治療。治療時，治療師也必須協助患者找出可能誘發焦慮的事物（如忙碌的工作、吵鬧的環境或是大量使用咖啡），並試著減少或避免這類會誘發焦慮的事物。

非藥物治療的方法有哪些

可以考慮使用的非藥物治療，包括了認知行爲治療、支持性心理治療、放鬆訓練、暴露法以及精神分析。

- **認知行爲治療：**擔憂是廣泛性焦慮症的核心症狀，廣泛性焦慮症的患者，常常難以控制他們的焦慮與擔憂，害怕的程度也常超出合理範圍，這些認知方面的錯誤適合認知行爲治療修正。

- **支持性心理治療：**治療師透過同理心，理解接納患者的焦慮與痛苦，協助患者放輕鬆並感到安心，建立良好的醫病關係。但通常會合併其他的治療方式，達到比較長期且有效的治療效果。
- **暴露法：**暴露法可以請患者重複想像「最壞的結果」，讓其對於這些擔憂逐漸適應，並且可以跟治療師公開討論這些令他擔心的結果，以及討論如何面對它們。
- **精神分析：**精神分析理論者不強調減低焦慮，它著重於人們抗壓能力的提升。精神分析理論者會協助患者使用較有效的心理防衛機轉與調適策略，讓患者可以有效的面對壓力、調適自己。

藥物治療

在治療藥物當中，通常會考慮使用的藥物包括了下列幾大類：

- **安眠鎮定藥物：**臨床上對於治療廣泛性焦慮症來說，效果較快的是使用安眠鎮定藥物，它們可以於短時間內（如幾十分鐘內）快速降低焦慮，但由於大部分廣泛性焦慮症患者都是相當長期的（甚至幾十年），所以在使用藥物時，要小心藥物副作用或是成癮問題。因此，在使用的時候一定要跟醫師商量藥物劑量和治療療程。劑量最好維持在有效的最低劑量，療程也盡量不宜過長。另外也必須提醒患者，症狀改善後不能斷然自行停藥，不然可能會有戒斷症狀。而使用安眠鎮定藥物期間也可能會出現一些副作用，常見的包括了注意力下降、跌倒、手腳無力、嗜睡、失憶或夢遊等。

- **非安眠鎮定藥物：**藥物「普思（學名Buspirone）」是美國目前少數官方核准可以用來長期治療廣泛性焦慮症的藥物。因爲它副作用較安全，長期使用也較不會成癮。但缺點是效果相當慢也不顯著，一般來說，抗憂鬱藥物至少要連續吃三到四週才會有較完整的療效。
- **抗憂鬱藥物：**治療廣泛性焦慮症，還可以用抗憂鬱藥物來治療，它們可以提高血液中的血清素。抗憂鬱藥物的種類相當繁多，在書的後方有專屬章節介紹。

附注

戒斷症狀指的是使用特定藥物一陣子後，突然減藥或停藥後產生不良反應。而安眠鎮定藥物的戒斷症狀，包括了焦躁、失眠、癲癇、肌肉緊繃、心悸和手抖等。

目前最佳的治療方式，是藥物加上心理治療。但由於尋求心理治療相對不容易。另外也要考量心理治療所要花費的時間相當長（可能從數個月到數年不等）和不便宜的費用。

因此台灣最普遍的治療方式是藥物治療，通常一開始會同時使用安眠鎮定藥物和抗憂鬱藥物，前者見效快，有成癮危險；後者見效慢，卻沒有成癮危險。先讓安眠鎮定藥物發揮效果，等到抗憂鬱藥物也開始生效時，就逐漸把安眠鎮定藥物減量。如此的起始治療效果較好，也較不會成癮。

廣泛性焦慮症 Q&A

經常性擔心所有的事都有不好的結果，就是廣泛性焦慮症造成的嗎？

擔心是人類的本能，但是如果這份焦慮太超過，變成什麼芝麻綠豆的小事都會擔心，甚至每件事情都會往最壞方向去想像，進而到影響心情、生活或是職業功能，那就可能是廣泛性焦慮症在作祟。

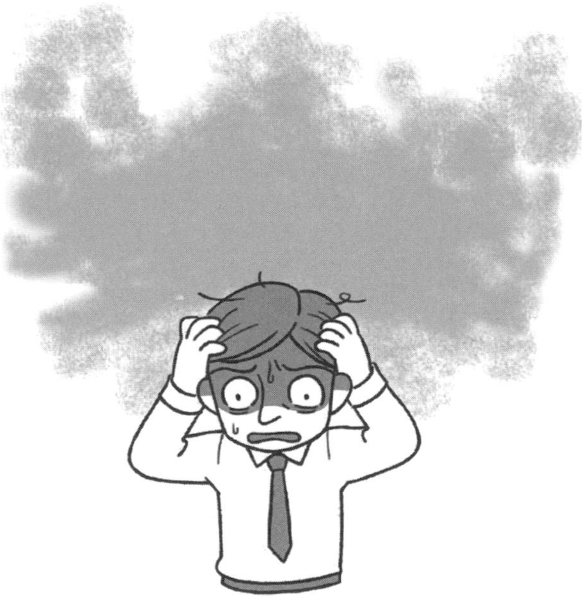

PART
7

消除焦慮自己來

若焦慮的程度沒有很嚴重，在給醫師或心理師診治之前，有一些方法可以先自行嘗試學習並反覆練習，利用這些方法來有效降低或消除焦慮，改善自己的生活品質。

以下列舉幾個常見又較為便利的方法給民眾參考，包括：

- 呼吸訓練
- 放鬆訓練
  一般性放鬆
  漸進式肌肉放鬆
  簡短版漸進式肌肉放鬆
  其他（瑜珈、太極拳、按摩）

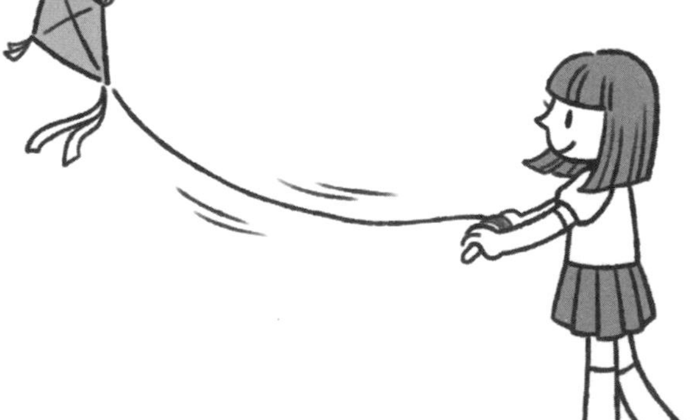

- 分散注意力

運動

重新聚焦外在事物

轉向內在心智活動

- 改變焦慮認知

這些方法乍看之下都淺顯易懂，但是知易行難，要經過反覆練習之後才能得心應手、隨時使用。

接下來，我就把這些方法一個個詳細的介紹給大家，以便讀者可自行做心理調適。

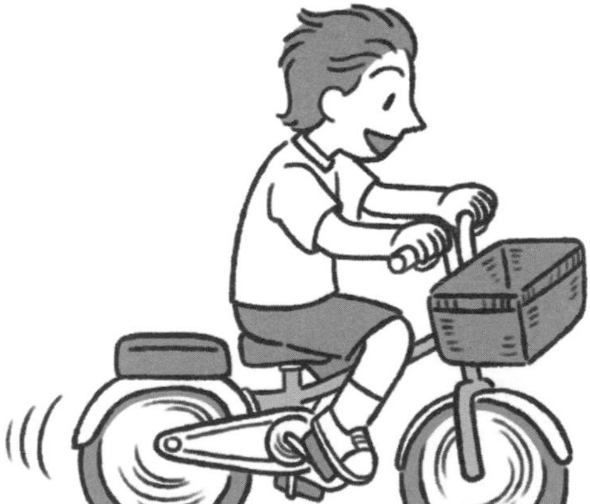

用呼吸訓練減低焦慮

或許有人認爲「呼吸哪個人不會，不會的人早就死了！」但是呼吸其實是有相當的技巧。運動家的呼吸頻率比正常人還慢，一些西藏禪師打坐入定時，呼吸的方式也相當平靜及徐緩。

有醫學研究證實，有氧運動比無氧運動改善憂鬱症的效果還好。適當學習呼吸技巧，輕則減低焦慮、改變心境，中則改善生活步調、提高生活品質，上則可修身養性、延年益壽。

反過來看，有些呼吸方式則是對身心有害處的，最常見的就是「過度換氣（Hyperventilation）」。

急性焦慮易引發過度換氣

過度換氣通常是因爲急性焦慮所引起的身心反應。發作的時候患者會不自主加快呼吸、快而淺，可能會出現肌肉僵硬、身體麻木或刺痛、頭暈頭痛、胸悶胸痛、心跳加快、臉色蒼白和手腳冰冷等症狀。通常患者愈不舒服或愈緊張的時候，更會使症狀惡化，嚴重的患者甚至會誘發恐慌發作或昏倒，也有部分民眾因此被送去醫院急診。

生理反應部分，過度換氣常會吸入過多氧氣，排出過多二氧化碳，導致體內呼吸性鹼中毒。而情緒、壓力、藥物、茶、酒精及咖啡都有可能會引發過度換氣。

一旦發生過度換氣的症狀，只要情緒逐漸緩和，讓呼吸放慢，通常五至十分鐘症狀就能緩和，嚴重時才需要送醫治療。如果被送到急診室，醫護人員通常會拿一個乾淨的紙袋或塑膠袋，請患者套住口鼻，在袋裡呼吸，不久症狀會逐漸改善。改善的原理是因爲在封閉的袋中呼吸，吐出的二氧化碳會在袋中逐漸累積，患者就會吸到自己吐出的二氧化碳，因此體內的代謝會逐漸回到平衡。但用袋子呼吸時要小心窒息的危險性。

腹式呼吸才是最正確的呼吸方式

很多人都聽過腹式呼吸，但真正會做的人大概還是有限。

腹式呼吸法並不難，如果你仔細觀察剛出的嬰兒，就會發現他們啼哭時的腹部劇烈起伏，這就是腹式呼吸法，一出生就會了；歌手或聲樂的表演者對於腹式呼吸更是要瞭若指掌。

腹式呼吸其實是最健康的呼吸法，只是我們逐漸長大後，一般人的生活習慣只用肺的上半部來呼吸也就夠用了，因此肺活量愈來愈小，也越來越不健康。可是，如果

1

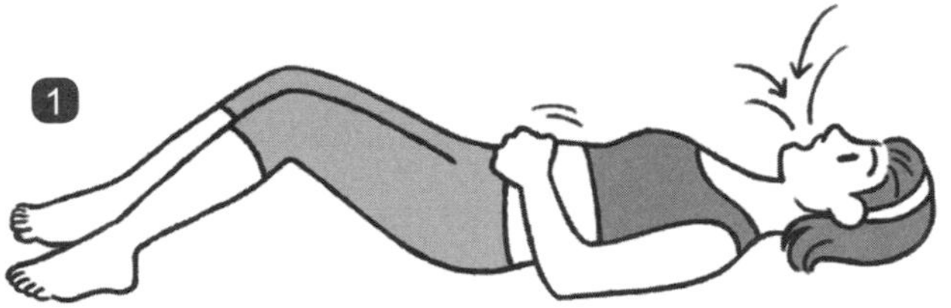

慢慢地吸氣，直到腹部鼓脹起來。把手放在肚子上，感受空氣是否確實吸入腹部。吸氣約4秒鐘，憋氣6秒。

2

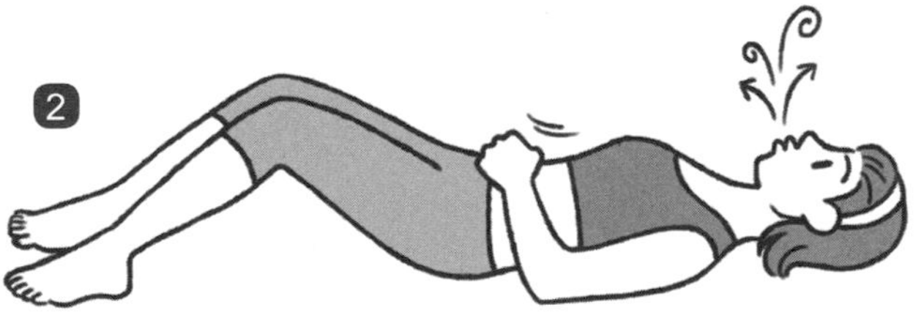

將手按壓在肚子上，然後嘴巴發出呼的聲音進行吐氣，感受腹部逐漸扁下來，將空氣完全吐出。利用8秒的時間緩慢的吐出，不要中斷。

腹式呼吸用得好，不只對身體有一定的好處，還能夠改善焦慮程度，甚至預防恐慌發作。

在學腹式呼吸之前，要先學會呼氣與吐氣。古人當初創造「呼吸」一詞，實乃博大精深，「呼」在「吸」前，有其道理。因爲在學吸氣以前，要先學如何呼氣，如此才能讓空氣自然流入肺部，所以該如何有效地將空氣吐光，就是學習的第一個項目。

試試看，在你認爲吸足氣了之後憋氣，再用嘴巴用力吐氣，此時你的腹部一定會凹下，再憋住氣，再吐一次氣，當你覺得腹部已經縮到不行時，代表才快要把氣吐光。

由於天生的求生本能，之後的吸氣會自然且大量的流入肺部，吸氣自然完成，但腹式呼吸並不是這麼用力吐光所有的氣，而是一開始藉由這方法，可以讓我們體會吐光氣和吸飽氣時的感覺。

腹式呼吸的吸氣，要持續吸到不能再吸爲止，腹部也會因此膨脹。爲了確保吸氣時腹部有膨脹，可以將手置於腹部檢測，之後的吐氣要「慢且長」，不中斷，也是吐到不能再吐爲止。在下次的吸氣一樣吸到不能再吸爲止，如此反覆練習。

剛開始練習的時候，以躺著練習會比較明顯感受到腹部的變化，如果是站著練習的時候，有些人吸氣時容易擴胸或聳肩，藉此讓肺部擴大，這樣腹式呼吸的效果會打折扣，因此應該盡量避免在吸氣的時候聳肩。

一開始的練習步驟如下：

- 平躺、身體放鬆，呼吸調勻，手部放在腹部上。
- 吸氣。
- 慢慢吐氣，直到感覺腹部已經緊縮了爲止。
- 張開口鼻將氣吸入，吸飽氣後腹部會膨脹，此時應感覺到手被腹部推起。
- 再慢慢吐氣，直到感覺腹部緊縮，如此循環。
- 等到熟練之後，不一定要先從「反覆吐氣」開始，也可以直接吸氣達到腹式吸氣的效果。

至於如何確認自己的腹式呼吸是正確的呢？可以參考看看下列幾點：

- 吸氣時不聳肩或擴胸。
- 腹部的擴張應該比胸部早而且幅度更大。
- 不快速深呼吸。
- 吐氣要緩慢且悠長。
- 做完後覺得很舒服。

消除緊張的放鬆訓練

我們在焦慮緊張時，容易出現肌肉緊繃、頭痛、肩頸痠痛、胸口悶和腰痠背痛等症狀。當這些不適症狀出現時，可能會導致我們更爲緊張，形成一種惡性循環。但是，如果我們能夠在中途利用以下的放鬆訓練，就能有效的打斷焦慮的惡性循環。

而放鬆訓練又可以分成：

- 一般性放鬆
- 漸進式肌肉放鬆
- 簡短版的漸進式肌肉放鬆

一般性放鬆

每天最好利用一、兩個固定時段練習。選擇一個安靜沒有干擾的地方，穿著盡量寬鬆舒適。心境維持平和，順其自然。一開始最好躺在床上，用鼻子呼吸配合腹式呼吸訓練，感覺全身肌肉呈現放鬆漂浮的狀態，可以搭配想像自己在藍天白雲中漂浮等思考意境。

漸進式肌肉放鬆（Progressive muscle relaxation）

一九三〇年代，由Jacobson醫師所發明。主要方式爲依序聚焦在身體的特定肌肉群，利用緊繃——放鬆的方式，以達到深度放鬆的狀態。這個方法還能讓人體會到自己肌肉由緊繃到放鬆時的差異與過程。

練習的訣竅在於先繃緊肌肉，但是不要過度用力造成肌肉拉傷，請讀者集中注意力在肌肉緊繃的感覺，維持約五秒後，然後緩慢鬆開肌肉，直到完全放鬆爲止，體會由緊繃轉爲放鬆的感覺與過程。在進行漸進式肌肉放鬆的同時，呼吸盡量規律且緩慢，可以讓放鬆效果更好。

漸進式肌肉放鬆的步驟與細節有著許多不同的方式，以下列舉其中一種方式供大家參考：

- **腳趾下弓：**用力把腳趾往腳底板弓起，維持約五秒（可以在心中默數）後慢慢放鬆，如此反覆六次。
- **腳趾上弓：**用力把腳趾往上弓，你會感受到自己小腿的肌肉被拉直，維持緊繃狀態約五秒後逐漸放鬆，如此反覆六次。

- **背部：**躺著的時候，利用頭部和肢體用力撐起身體，讓身體離開床平面，形成一個拱型，維持緊繃狀態約五秒後逐漸放鬆，如此反覆六次。注意肩頸及背部疼痛者避免這麼做，放鬆時也注意回到平面的過程不宜過激，導致撞擊。
- **肩部：**用力聳起肩膀，維持緊繃狀態約五秒後逐漸放鬆，如此反覆六次。
- **頸部：**將頭部用力往後仰，用全力聳起肩膀，維持緊繃狀態約五秒後逐漸放鬆，如此反覆六次。注意練習的時候不要跌倒，頸部有受傷的人也不宜使用。
- **手部：**用力水平展開、拉直雙臂和雙手，維持緊繃狀態約五秒後，自然放下手臂放鬆，如此反覆六次。
- **拳頭：**用力握緊拳頭，用全力聳起肩膀，維持緊繃狀態約七秒後逐漸放鬆，如此反覆六次。
- **眉毛：**用力挑高眉毛，維持緊繃狀態約五秒後逐漸放鬆，如此反覆六次。
- **眼部：**用力閉起眼睛，維持緊繃狀態約五秒後逐漸放鬆，如此反覆六次。
- **下巴：**用力張開嘴巴，維持緊繃狀態約五秒後逐漸放鬆（跟打哈欠有些類似），如此反覆六次。下巴容易脫臼者不宜使用。

在練習的過程中，不一定要全部肌肉群都照順序放鬆，如果有哪部分的肌肉不容易放鬆，可以就該特定肌肉反覆練習。在做的過程中可以聯想讓人寧靜或是愉悅的事情，做完之後建議做幾個深呼吸、伸伸懶腰之後再離開，不建議倉促離開。一般建議一天至少做兩次，在戶外空氣清新的地方進行也有相當效果。

簡短版漸進式肌肉放鬆

簡短版漸進式肌肉放鬆是一九七〇年代，由Benson醫師所率先應用，其特點是跳過原來漸進式肌肉放鬆中緊繃的部分，直接進入有系統地放鬆各肌肉群的部分。也有部分研究發現，簡短版漸進式肌肉放鬆可以降低人體唾液中的可體松（Cortisol，俗稱壓力賀爾蒙）、減緩心跳、降低焦慮和增強人體免疫系統。

簡短版漸進式肌肉放鬆不一定要躺下來、也不一定要在特定地方才能進行，幾乎隨時都可以做，因此也受到不少人青睞。

要進行簡短版漸進式肌肉放鬆，通常要有一個能快速讓心靈寧靜的方法，有點類似自我催眠或是神經語言學（簡稱ＮＬＰ）中的心錨。利用一個簡單的聲音（如聽到「寧靜」兩字）、影像（如見到廣闊的大海）、或事物（如一個小飾品），讓自己能夠快速地進入一個心靈平靜的境界。等到進入這個境界後，就可以直接進入閉眼冥想、呼吸放鬆，以及全身放鬆的狀態。一般時間長度約五至三十分鐘不等，相當便利。但是簡短版漸進式肌肉放鬆是不是一定比漸進式肌肉放鬆好，這點就見仁見智了。

留給自己喘息的時間——分散注意力

焦慮疾患的患者，常會陷入緊張→害怕→擔心的惡性循環中，除了前面章節所提到過的呼吸、肌肉放鬆以外，分散注意力是另外一個可行的不錯方法，但也要注意，分散注意力是讓我們有時間喘息、重新汲取內在的心智力量來改善生活品質，若只是利用分散注意力的方式來單純逃避問題，那反而不恰當。分散注意力通常有幾種方式：

- 運動
- 重新聚焦外在事物
- 轉向內在心智活動

運動

自古以來運動就是促進身心健康的一個好方法，運動包含的範圍相當廣，舉凡激烈的打球、跑步、登山，到輕鬆的散步與體操都可以算是運動。而運動不僅可以強健體魄、增加肺活量，還能刺激體內腦內啡生成，腦內啡是人體天然的荷爾蒙，可以讓人感到欣快愉悅，改善焦慮與憂鬱。

以改善焦慮和憂鬱來講，一般認爲有氧運動會比無氧運動還好。有氧運動是改善心肺耐力的運動方式，利用長時間、強度適中、有節奏、消耗大量氧氣、提高呼吸與心跳數的運動方式。而無氧運動因運動方式強力且短暫，大部分能量來源爲無氧代謝，容易產生氧債，堆積乳酸。

常見的有氧運動包括了健行、跑步、游泳、騎自行車和舞蹈。

- 每週規律運動會比不規律運動好，比方說每週固定運動三到五次。
- 每次運動至少二十分鐘以上。
- 每次運動過程中，建議可以達到自己的最大心跳的分之七十五，至少持續十分鐘。比方說最大心跳如果是兩百，希望運動過程中心跳可以達到每分鐘一百五十次。

附注

每分鐘最大心跳（Maximum heart rate）的算法就是220－年齡，比方說一位二十歲的男性，最大心跳可以估算為220－20＝200，所以如果年齡越大，最大心跳的估算值就會比較低。

重新聚焦外在事物

面對會引起焦慮的事物或情境時，若無法馬上利用呼吸或肌肉放鬆的方式來緩解焦慮，但又無法移除那些討厭的事物時，將自己的注意力短暫的轉移到自己感興趣的周遭事物上，是個暫時讓焦慮不要節節升高的方法。

比方說有懼高症的人，到了高處可以把注意力放在其他不會讓自己注意到身在高處的事物上；如果是跟容易引起焦慮的人用餐時，可以把注意力放在他的穿著、隔壁桌的談話、室內的裝潢擺設、店內的音樂或服務生的動向等。

轉向內在心智活動

比起重新聚焦在外在事物，轉向內在心智活動是個更高明的方式，甚至我們常說的「上課做白日夢」，就是因上課無聊，進而自動轉向內在心智活動的一個類似範例。

通常當自己身陷壓力的情境時，利用一個語句、意念或儀式，讓自己的心智能量活絡、意念飛馳，讓自己身在另外一個時空場景，那焦慮來源自然無法構成太大威脅。

有的人會朗誦詩句、有的人會看一張照片、有的人回想一段美好的回憶或風景，每個人擅長的心智活動都不一樣，但也要在此提醒，好的轉向內在心智活動應該是要給予自己正面的心智力量，改善自己的感受和生活品質，若是只拿來上課做白日夢，讓自己注意力在該集中的時候渙散，就有點可惜了。

改變想法，去除不良認知

前面已經教導了大家如何藉由呼吸、肌肉放鬆來降低焦慮，也教導了如何利用運動、心智活動等方式來分散注意力，這裡則要跟大家提到比較難的改變焦慮認知。我們有些習慣的思考模式或是認知想法，不僅沒有協助我們解決問題，反而會扯我們的後腿、幫倒忙。而改變焦慮認知就是希望更正部分自己的不良認知方式。

前面章節所提到消除焦慮的方式，像是「救援自己」，而改變焦慮認知的方式，則有點像是「挑戰自己」，所以就更不容易。

比方說當戀人遲到時，有廣泛性焦慮症的人就容易一直擔心戀人是不是在路上出車禍？是不是變心？是不是自己記錯時間地點？

而改變焦慮認知就是要讓自己質問自己，「這些想法合理嗎？可能性大嗎？」進而打破過去的思考模式，從中建立一個新的認知方式。

一般來說，改變焦慮認知可以簡單看成「改變想法三部曲」。

第一步：檢視焦慮認知

要改變焦慮認知不容易。第一步，我們必須先找出什麼是自己的焦慮認知？

通常在我們焦慮感快速上升時，是最好的檢視時刻，那時候問自己，是什麼讓自己這麼不安和害怕，以前面戀人約會遲到這例子來說，在等待的過程中，焦慮度不斷提高，這時候可以問自己是「擔心戀人出車禍嗎？」或是「擔心被甩嗎？」確認了自己的焦慮認知之後，再來處理。

有時候在焦慮當下，沒有心力來檢視自我思緒，這時候「寫日記」就可以幫上不少忙。每天忙碌了一整天之後，在晚上靜下心，花點時間省思自己今天的心路歷程，以及在焦慮當下的心思，把它紀錄下來，這不僅有發洩的效果，也能讓自己多了解自己一點，更能針對這些問題來做改善。

第二步：挑戰焦慮認知

在知道自己的焦慮認知之後，我們要質疑並挑戰自己的認知，看它們是不是屬於一種偏差或錯誤的認知。而常見的偏差認知有下列幾種：

- **災難式思考**：發生小小的錯誤或意外，就認為自己的人生將要因此毀於一旦。

- **非黑即白式思考：**認爲事情都只分成好壞、有無、勝敗與黑白，而忽略事實上大部分事物都是有層次性以及灰色地帶，無法以二分法一剖成半。
- **誇大式思考：**常以誇大的方式描述自己的負面行爲或缺點。
- **以偏概全式思考：**只見到少部分的負面消息，並未想到各方面的可能，便斷定整件事情的結局是不好的。
- **負面式思考：**常以負面的角度看所有事物，而忽略了同樣事情可能帶來的正面效益，或是過去自己曾經經歷的美好經歷。
- **掃描式思考：**到處搜索會對自己不利的事物，讓自己更焦慮和恐慌。

若發現自己的確有這些不合理的思考模式時，自己就要在心中確認它們是不合理、不必要、過度杞人憂天的。但是有時候自己因爲「當局者迷」，陷於焦慮的囹圄之中無法冷靜看待這些錯誤認知時，可以請一些値得信賴的朋友或家人幫忙，讓他們以「旁觀者清」的角度來點醒我們。

第三步：建立新的認知

不良習慣之所以養成，有其原因和時空背景，要改變一個人的不良習慣相當不易，所以才會有「戒菸有什麼困難！我已經戒了幾十年了！」之類的笑話出現。不良的思考模式亦是如此，這要改變成功，難度不下戒菸與戒酒。

所以在希望改變舊的偏差思考的同時，我們也可以將重點放在如何建立一個新的認知方式，如果新的思考習慣路徑建立了，舊的自然會逐漸消失。我們可以藉由下列幾種方式來詢問自己，讓我們更容易改善認知模式：

1. 有合適理由贊成自己出現焦慮性思考嗎？

如前述，一個習慣必有其前因後果，若能了解自己思考模式的原因，能對自己更爲了解，也能少了不必要的自責與愧疚，並且增強要改變焦慮性思考的動機。

2. 有合適理由停止這種思考模式嗎？

檢視焦慮認知所帶來的不良影響，並且想像如果焦慮認知改善了，自己的生活品質能有怎麼樣的改善和進步。

3.可能會發生最壞的狀況是什麼？

「未知」是人們最恐懼的事物之一，有時候刻意避談特定事物，只是讓我們對它更為忌憚和害怕，最常見的例子，就是癌末病人的死亡議題。醫學臨床上可以見到，當病患發現醫師及家屬能夠誠懇且公開地談到死亡議題時，病患自己的壓力會輕鬆許多，也會減輕對於死亡的害怕，做出適當的宣洩及安排。

在焦慮疾患的患者身上，也有類似的情況。當強迫症患者極度焦慮一定要去洗手時，患者擔心的是不洗手會被感染或汙染，那這時候可以問自己最壞的狀況是什麼？如果認為手不洗的最壞可能，不過頂多就是吃東西拉肚子，那自己的焦慮也會因此降低。

4.如果出現狀況，我要怎麼因應處理？

試想可能會出現的狀況，並且事先想好如何因應處理。如果發現各種可能出現的狀況都有方法來應付或解決，那自然不會擔憂。

而有多少機率會出現自己完全沒有辦法應付的問題？是否有適當的方法可以預防？如果該做的都做了還是發生，不妨當作自己「中樂透」，換個心態來面對它，焦慮會降低許多。只要不過度在意某件事，焦慮就不會一直跟在身邊。

5. 多用直述句，少用疑問句

如前述，人們對於無法掌握的「未知」會感到焦慮和害怕，因此對於焦慮情境或是擔心的事物，不妨多使用直述句，而少使用疑問句。

比方說前面戀人遲到的例子來看，與其想「他是不是在路上出意外才會遲到？」不如改成直述句「我擔心他遲到是因爲路上出事。」這樣焦慮感相對來說較低，且也較有明確的想法，而少了些未知的恐懼。

你可以不焦慮

1. 居家照護（家人、師長、朋友）：

若有親友或朋友罹患焦慮症，首要之務是自己先去了解焦慮疾患的症狀以及改善方式，再進而給予其建議。另外對於罹患焦慮疾患的人來說，他們時常會感到不安與焦慮，所以適當的鼓勵、安慰或心理支持是可以改善他們的焦慮度的。但是若是病症已經嚴重到影響日常生活、工作或作息，那這時候就要鼓勵及建議他們尋求適當的醫療協助。

2. 自我照顧：

首先最重要的是「自我省思」，俗話說「知彼知己，百戰百勝」。我們要先自己是否有哪些焦慮疾患的可能性，並且對於這焦慮疾患做了初步的探索與認知，以了解更多狀況。一開始不一定要就醫，可以嘗試練習腹式呼吸、轉念、肌肉放鬆、生活作息及飲食調整、找人聊天抒發壓力等，若是發現問題越來越嚴重或是一直無法改善時，這時候可以到醫療院所尋求醫師的協助，看是否藉由放鬆訓練、心理治療或是藥物來改善相關的焦慮症狀。

3. 飲食部分：

少吃或飲用一些刺激性的食物，比方說喝太多的咖啡可能會造成心悸、手抖或是坐立難安的狀況，而太辛辣的食物則可能會造成頭皮發麻、冒汗等狀況，因為這些生理反應跟焦慮反應有相當的相似性，很容易會連結在一起。

4. 運動：

良好的運動不但能促進血液循環、讓體態健美、增進自信心與人際關係以外，科學已經證實有氧運動可以改善以及避免憂鬱症的產生，而憂鬱與焦慮常是彼此相互影響，若能有持續且適量的運動，對於抵抗焦慮症來說會是一個「好武器」。

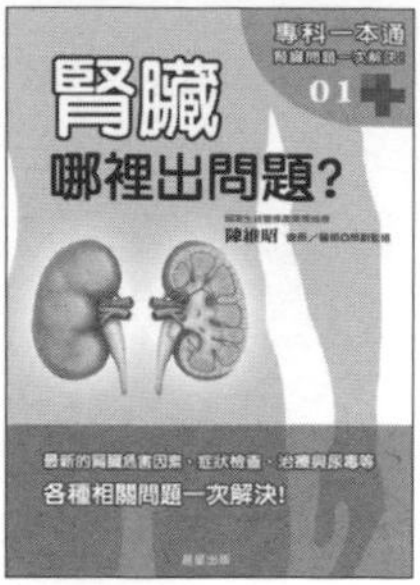

《腎臟哪裡出問題？》

國家生技醫療產業策進會會長 陳維昭　醫師◎策劃監修
定價：250元

台灣48位最權威的醫師、最新最精闢的解說

本書分別從腎臟病的危害因子與腎臟保健知識切入，由48位腎臟、家醫、代謝專科醫師、公衛權威、營養學家、以及醫檢專家等，現身說法，提供讀者最正確、最實用、而且是每個人都必須知道關於腎臟的88個問題！

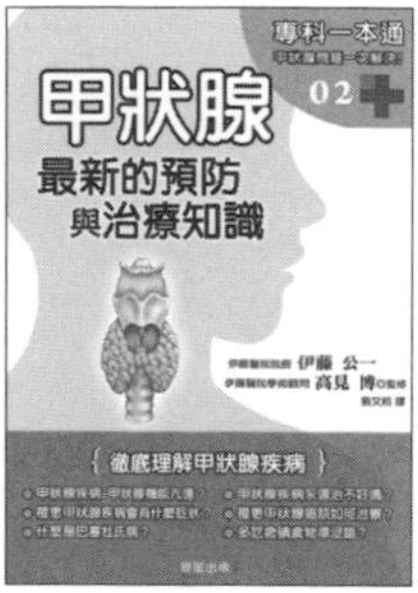

《甲狀腺：最新預防與治療知識》

伊藤公一／高見博◎著　劉又菘◎譯
定價：250元

文明病：甲狀腺疾病

以大家耳熟能詳的甲狀腺機能亢進爲例，根據統計，患者主要是女性，且罹患率約爲男性的10倍，特別好發於20歲至40歲間的年輕女性。推估每一百位女性中約有兩人罹患甲狀腺機能亢進。

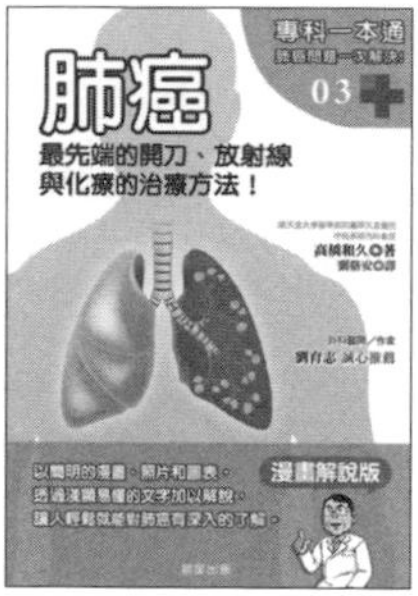

《肺癌：最先端的開刀、放射線與化療的治療方法》

高橋和久◎著　劉格安◎譯
定價：250元

給患者與家人防治肺癌的完整知識！

肺癌一直是國人罹患率較高的幾種癌症之一，抽菸、空氣污染、家族遺傳等等原因，讓許多人都面臨肺癌的潛在威脅。本書便詳細介紹防治肺癌所有最尖端的醫療技術，讓讀者可以從中了解有關預防、診斷、療法選擇、預後指標的一切知識。

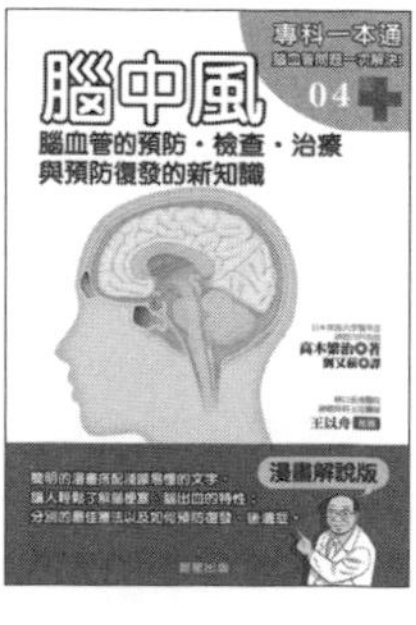

《腦中風：腦血管的預防・檢查・治療與預防復發的新知識》

高木繁治◎著　劉又菘◎譯
定價：250元

腦血管疾病絕對是可以預防的！

腦中風往往因爲發病急且猛，所以常常令患者與家人措手不及。但是只要改善生活習慣、注意身體警訊，絕對可以避免腦血管疾病上身。本書便告訴讀者哪些生活習慣可能會引起腦中風，並且告訴我們哪些人可能是高風險族群、該如何預防、又可以如何先治療。

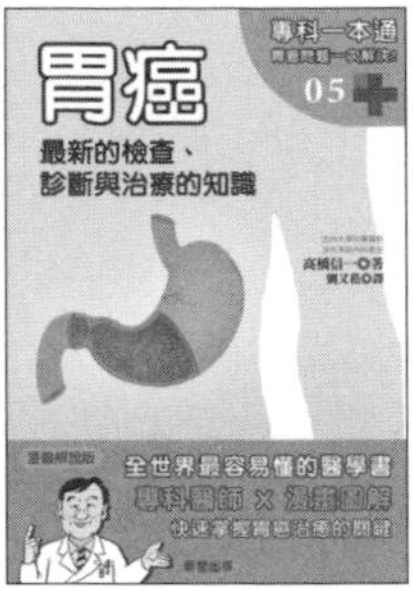

《胃癌：最新的檢查、診斷與治療的知識》

★榮獲國民健康署2014優良健康讀物推介獎

高橋信一◎著　劉又菘◎譯
定價：250元

胃癌的治癒率取決於發現的早晚！

書中針對胃癌的原因、檢診、療法、預後等等做最精闢又易懂的講解。全書以一篇漫畫，搭配一則詳細的文字解說，讓你閱讀起來有趣、更有學到東西。希望能讓更多人重視胃的健康與胃癌的威脅，進而懂得預防疾病的發生！

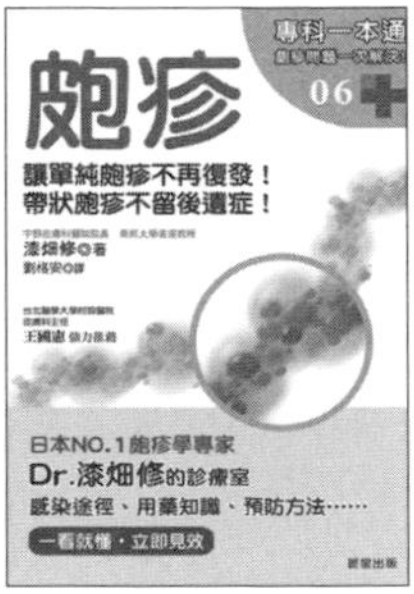

《皰疹：讓單純皰疹不再復發！帶狀皰疹不留後遺症！》

漆畑修◎著　劉格安◎譯
定價：250元

皰疹專科醫生提供的最完整知識！

許多人常在春秋季節交替之際，因免疫力下降而罹患帶狀皰疹。此外，因為單純皰疹的症狀也很相似，所以常常和帶狀皰疹被混為一談，甚至因此判斷錯誤而延誤治療。本書搭配豐富案例、照片和圖表等實用資訊，讓你完全了解「皰疹」的各種正確知識！

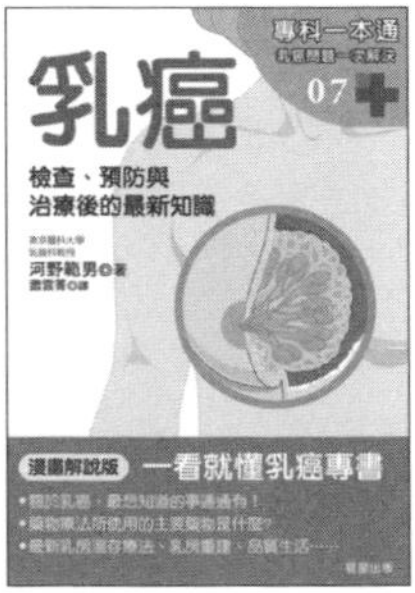

《乳癌：檢查、預防與治療後的最新知識》

★榮獲國民健康署2014優良健康讀物推介獎

河野範男◎著　蕭雲菁◎譯
定價：250元

乳癌靠自我檢查就能早期發現！

本書由日本東京醫科大學的河野範男教授編寫，透過深入淺出的說明讓讀者能輕鬆了解各項有關乳癌的新知，希望能藉本書讓讀者認識乳癌、不害怕乳癌，更希望能讓女性養成平時自我檢查並定期接受篩檢的習慣，幫助女性遠離健康大敵、有效防治乳癌！

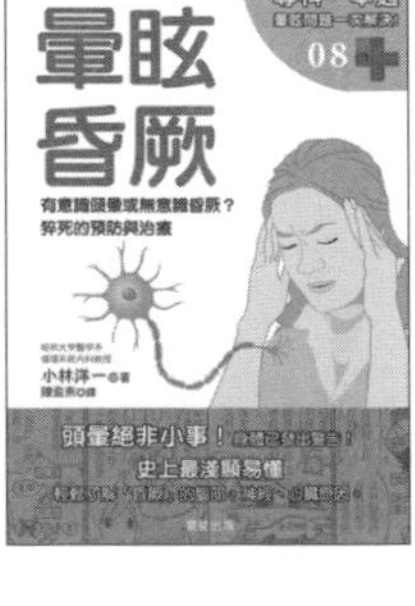

《暈眩・昏厥：有意識頭暈或無意識昏厥？猝死的預防與治療》

小林洋一◎著　陳盈燕◎譯
定價：250元

頭暈絕非小事！身體已發出警告！

史上最淺顯易懂，輕鬆了解「昏厥」的腦部、神經、心臟原因。根據不同類型的昏厥，進行針對症狀的治療。千萬別輕忽這種不適症狀少又短暫的疾病，身體提醒你的各種癥候都是在告訴你「是時候去檢查看看」了！

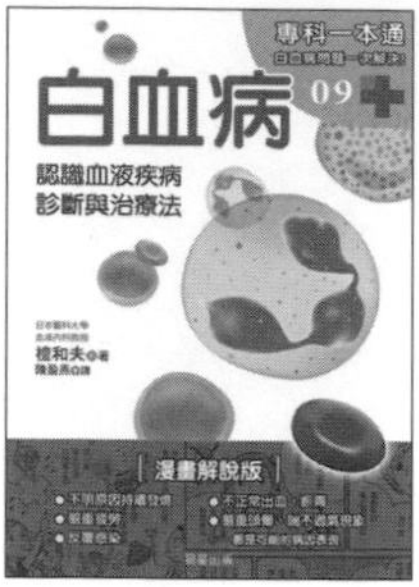

《白血病：認識血液疾病診斷與治療法》

檀和夫◎著　陳盈燕◎譯
定價：250元

血癌並不是絕症！

什麼是白血病？您或許曾聽過白血病就是體內的造血細胞出現惡性變化，因而影響到造血器官「骨髓」其運作功能的一種血液疾病！雖然變異的細胞會透過血液循環而流向全身，但若一發現後便積極接受治療，會因為抗癌藥物用於治療血癌都有不錯的效果，所以能期待獲得「緩解」。

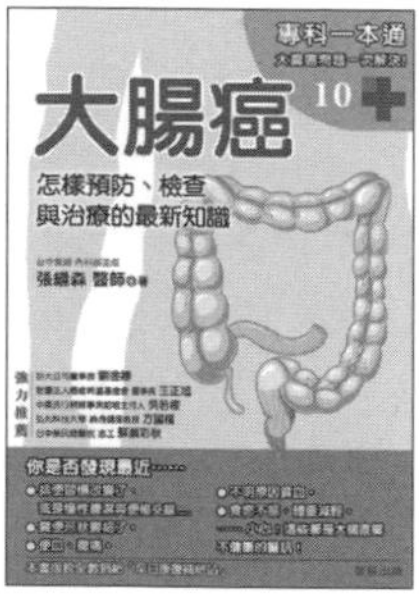

《大腸癌：怎樣預防、檢查與治療的最新知識》

台中榮總副院長　張繼森 醫師◎著
定價：250元

平均每37分鐘就有一人罹患大腸癌！

2006年大腸癌超越肝癌後，至今常踞台灣癌症第一名，像戲劇大師李國修、資深法醫楊日松、親民黨主席夫人陳萬水、音樂人陳志遠等，他們都因罹患大腸癌而病逝。讓讀者一次搞懂什麼是大腸癌，從發生的原因、症狀、診斷、預防與治療，詳細介紹說明。

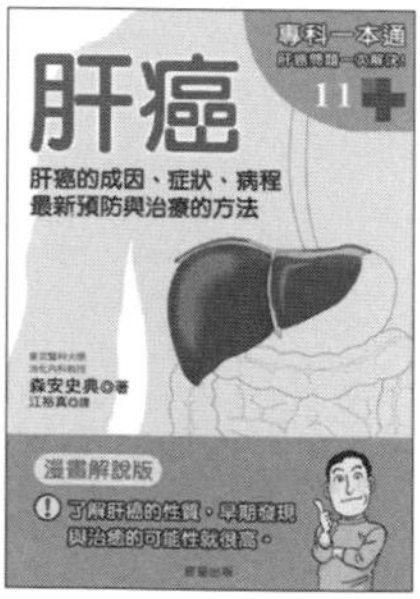

《肝癌：肝癌的成因、症狀、病程　最新預防與治療的方法》

森安史典◎著　江裕眞◎譯
定價：270元

肝癌是最容易治癒也最難治癒！

過分依賴「肝功能指數」，主治醫師身懷10公分肝癌腫瘤而不自知！且肝臟已被撐破！這樣的新聞你或許看過，也證實「沉默的肝」是追求健康須捍衛的重要防線。不僅要注意肝功能指數，定期進行超音波檢查、血液檢查、磁振造影檢查……等，早期發現肝的異狀，才能避免癌細胞入侵。

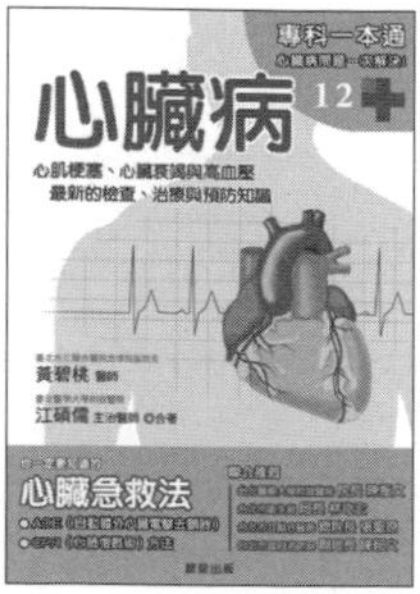

《心臟病：心肌梗塞、心臟衰竭與高血壓》

臺北市立聯合醫院忠孝院區院長　黃碧桃 醫師
臺北醫學大學附設醫院主治醫師　江碩儒 醫師◎合著
定價：290元

台灣十大死因中，心臟病位居第二名！

心臟病的年齡層涵蓋甚廣，而台灣人又多帶有「三高」現象，你該如何遠離心臟病的纏身呢？由兩位醫師的臨床經驗，將心臟疾病全面講解。並透過問答的方式，讓讀者更能輕易明白，心臟疾病的病因、症狀、治療與預防方法。除透過簡易的問答方式外，也會搭配圖表跟圖片來做說明。

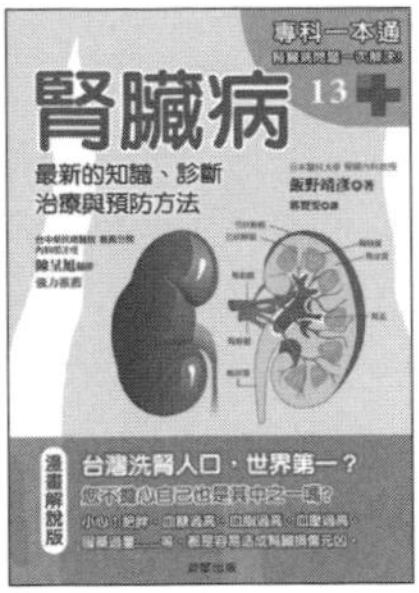

《腎臟病：最新的知識、診斷、治療與預防方法》

飯野靖彥◎著　郭寶雯◎譯
定價：250元

腎臟是維持體內健康的關鍵天平！

台灣目前的洗腎人口依舊居高不下，推廣給所有民眾都能輕鬆了解的腎臟病知識，對於患者和一般民眾來說都是相當有助益的。作者希望能透過本書幫助讀者活出更美好的生活，所以他將腎臟的功能、腎臟病的種類、症狀和各種治療方法全部以最容易讓人理解的方式，寫入此書中。

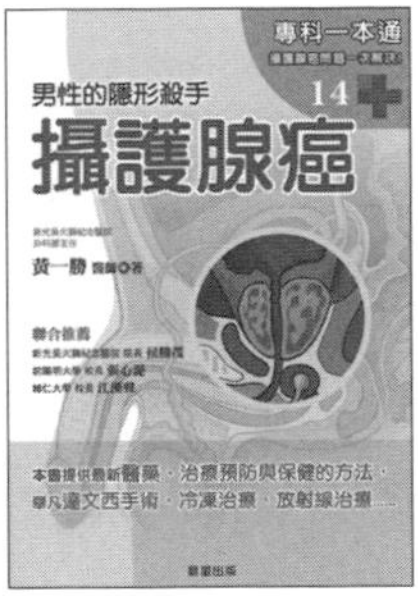

《攝護腺癌：男性的隱形殺手》

新光醫院外科部主任　黃一勝 醫師◎著
定價：250元

年過40歲的男人，都該知道的攝護腺知識～

攝護腺是攸關男性下半生（身）的幸（性）福與健康的關鍵！
當你有頻尿、腫痛現象、性慾減退等症狀，就有可能是你的攝護腺出了問題……

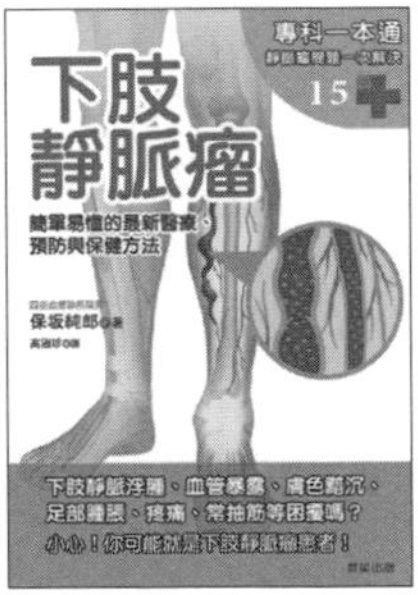

《下肢靜脈瘤：簡單易懂的最新醫療、預防與保健方法》

保坂純郎◎著　高淑珍◎譯
定價：250元

長期站立者的天敵——下肢靜脈瘤

你也曾有過以下症狀嗎？下肢靜脈浮腫、血管暴露、膚色黯沉、出現潰瘍、足部腫脹、疼痛、常抽筋等。小心！你可能就是受害者之一！這些症狀都是俗稱「浮腳筋」，也就是大家最常聽見的「靜脈曲張」，以專業醫療名稱則稱為「下肢靜脈瘤」。

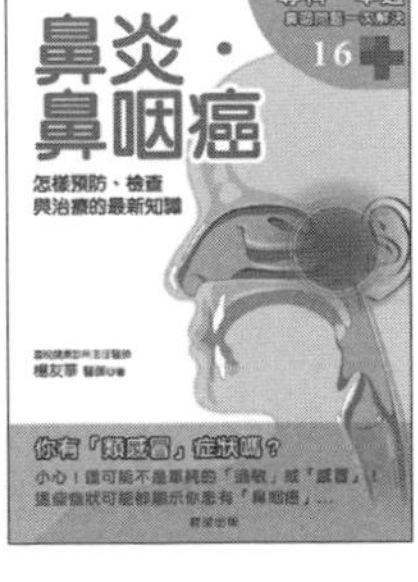

《鼻炎．鼻咽癌：怎樣預防、檢查與治療的最新知識》

喜悅健康診所主任醫師　楊友華 醫師◎著
定價：250元

鼻咽癌的痊癒率高達八成

「鼻咽癌」這種癌症，從小朋友到八十幾歲阿公阿嬤都可能罹患，其中以45歲上下的人罹患率最高。而其症狀卻是大多數人最容易忽略的，因為與鼻炎症狀太為類似了！你還能漠視這種癌症嗎？不害怕自己也會不自覺成為鼻咽癌的受害者嗎？

國家圖書館出版品預行編目（CIP）資料

別讓焦慮症毀了你 / 林子堯著 . -- 初版 . -- 臺中市：晨星，
2015.9

面；　公分 . --（專科一本通；17）

ISBN 978-986-433-032-1（平裝）

1. 焦慮症

415.992　　　　　　　　　　104011449

專科一本通 17

別讓焦慮症毀了你

作者　林 子 堯
主編　莊 雅 琦
企畫編輯　何 錦 雲
編輯　吳 怡 蓁
內頁繪圖　林 子 堯 、 腐 貓 君
美術編排　林 姿 秀
封面設計　許 芷 婷

創辦人　陳 銘 民
發行所　晨星出版有限公司
台中市 407 工業區 30 路 1 號
TEL:（04）23595820　FAX:（04）23550581
E-mail:health119@morningstar.com.tw
http://www.morningstar.com.tw
行政院新聞局局版台業字第 2500 號
法律顧問　陳 思 成 律師
初版　西元 2015 年 09 月 15 日
郵政劃撥　22326758（晨星出版有限公司）
讀者服務專線　04-23595819#230

印刷　上好印刷股份有限公司

定價 250 元
ISBN 978-986-433-032-1

◆讀者回函卡◆

以下資料或許太過繁瑣，但卻是我們了解您的唯一途徑
誠摯期待能與您在下一本書中相逢，讓我們一起從閱讀中尋找樂趣吧！

姓名：＿＿＿＿＿＿＿＿ 性別：□男 □女 生日： / /

教育程度：□小學 □國中 □高中職 □專科 □大學 □碩士 □博士

職業：□學生 □軍公教 □上班族 □家管 □從商 □其他＿＿＿＿＿＿＿＿

月收入：□3萬以下 □4萬左右 □5萬左右 □6萬以上

E-mail：＿＿＿＿＿＿＿＿＿＿＿＿＿ 聯絡電話：＿＿＿＿＿＿＿＿

聯絡地址：□□□＿＿＿＿＿＿＿＿＿＿＿＿＿＿＿＿＿＿＿＿

購買書名：別讓焦慮症毀了你

·請問您是從何處得知此書？

□書店 □報章雜誌 □電台 □晨星網路書店 □晨星健康養生網 □其他＿＿＿＿

·促使您購買此書的原因？

□封面設計 □欣賞主題 □價格合理 □親友推薦 □內容有趣 □其他＿＿＿＿

·看完此書後，您的感想是？

＿＿＿＿＿＿＿＿＿＿＿＿＿＿＿＿＿＿＿＿＿＿＿＿＿＿＿＿＿＿

·您有興趣了解的問題？（可複選）

□中醫傳統療法 □中醫脈絡調養 □養生飲食 □養生運動 □高血壓 □心臟病

□高血脂 □腸道與大腸癌 □胃與胃癌 □糖尿病 □內分泌 □婦科 □懷孕生產

□乳癌／子宮癌 □肝膽 □腎臟 □泌尿系統 □攝護腺癌 □口腔 □眼耳鼻喉

□皮膚保健 □美容保養 □睡眠問題 □肺部疾病 □氣喘／咳嗽 □肺癌

□小兒科 □腦部疾病 □精神疾病 □外科 □免疫 □神經科 □生活知識

□其他＿＿＿＿＿＿＿＿＿＿＿＿＿＿＿＿＿＿＿＿＿＿＿＿＿＿＿

□ **同意成為晨星健康養生網會員**

以上問題想必耗去您不少心力，爲免這份心血白費，請將此回函郵寄回本社或傳真至（04）2359-7123，您的意見是我們改進的動力！

晨星出版有限公司 編輯群，感謝您！